《中医非物质文化遗产临床经典读本》

第二辑

颅囟经

东汉·佚名◎著

保婴易知录

清·吴宁澜◎撰

王宏利◎校注

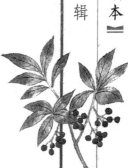

U0206231

中国健康传媒集团

中国医药科技出版社

图书在版编目（CIP）数据

颅囟经 /（东汉）佚名著；王宏利校注 . 保婴易知录 /（清）吴宁澜撰；王宏利校注 . — 北京：中国医药科技出版社，2020.7

（中医非物质文化遗产临床经典读本 . 第二辑）

ISBN 978-7-5214-1733-3

Ⅰ . ①颅… ②保… Ⅱ . ①佚… ②吴… ③王… Ⅲ . ①中医儿科学—中国—宋代 ②中医儿科学—中国—清代 Ⅳ . ① R272

中国版本图书馆 CIP 数据核字（2020）第 061038 号

美术编辑　陈君杞

版式设计　也　在

出版　**中国健康传媒集团** | 中国医药科技出版社

地址　北京市海淀区文慧园北路甲 22 号

邮编　100082

电话　发行：010 - 62227427　邮购：010 - 62236938

网址　www.cmstp.com

规格　880 × 1230mm $\frac{1}{32}$

印张　4 $\frac{1}{4}$

字数　92 千字

版次　2020 年 7 月第 1 版

印次　2020 年 7 月第 1 次印刷

印刷　三河市万龙印装有限公司

经销　全国各地新华书店

书号　ISBN 978-7-5214-1733-3

定价　**25.00 元**

获取新书信息、投稿、为图书纠错，请扫码联系我们。

本书为《颅囟经》和《保婴易知录》的合订本。

《颅囟经》，又名《师巫颅囟经》，托名周穆王时"师巫"所传。明代以后原书已佚，现存乃辑自《永乐大典》的《四库全书》本。全书二卷，上卷论述小儿脉法、病证、治疗以及小儿疾病的特殊诊断和鉴别方法，并对小儿惊、痫、癫、疳、痢等证详加论述；下卷载火丹诸候证治及杂证治疗十九方。书中祝由法等保留了早期医书的内容。全书文字简略，是现存较早的儿科专书。本次点校以《四库全书》本为底本，以清乾隆陈鳢家抄本为主校本，以清光绪四年戊寅（1878）丁氏当归草堂刻本为他校本进行整理。

《保婴易知录》，又名《幼科易知录》，清代吴溶堂（宁澜）撰，刊于嘉庆十七年（1812）。全书上下二卷，补编一卷。上卷为鞠养类，论述新生儿护理、营养事项，如拭口、洗儿、断脐、灸脐、哺儿、襁褓等；下卷为胎疾类；补编为杂症类及疮疡类。书中对"保婴"事宜记载完备，且纲目清楚，简单易懂，具有一定临床实用价值。

内容提要

《中医非物质文化遗产临床经典读本》

编委会

为壮观的结集、整理、研究，真正起到了上对古人、下对子孙后代的承前启后的作用。后之学者，欲考中国学术的源流，可以此为纲鉴。

这些记载各种医学知识的医籍，传之后世，被尊为经典。医经中的《黄帝内经》，记述了生命、疾病、诊疗、药物、针灸、养生的原理，是中医学理论体系形成的标志。这部著作流传了2000多年，到现在，仍被视为学习中医的必读之书，且早在公元7世纪，就传播到了周边一些国家和地区，近代以来，更是被翻译成多种语言，在世界许多国家广泛传播。

经方医籍中记载了大量以方治病和药物的知识，其中有《汤液经法》一书，相传是伊尹所作。东汉时期，人们把用药的知识编纂为一部著作，称《神农本草经》，其中记载了365种药物的药性、产地、采收、加工和主治等，是现代中药学的起源。中国历代政府重视对药物进行整理规范，著名的如唐代的《新修本草》、宋代的《证类本草》。到了明代，著名医学家李时珍历经30余年研究，编撰了《本草纲目》一书，在世界各国产生了广泛影响。

东汉时期的张仲景，对医经、经方进行总结，创造了"六经辨证"的理论方法，编撰了《伤寒杂病论》，成为中医临床学的奠基人，至今仍是指导中医临床的重要文献。这部著作早在公元700年左右就传到日本等国家和地区，一直受到重视。

西晋时期，皇甫谧将《素问》《针经》和《黄帝明堂经》进行整理，编纂了《针灸甲乙经》，系统地记录了针灸的理论与实践，成为学习针灸的经典必读之书，一直传承到现在。这部著作也被翻译成多种语言，在世界各地广泛传播。

中医学在数千年的发展历程中，创造积累了丰富的医学理论与实践经验，仅就文献而言，保存下来的中医古籍就有1万

出版者的话

　　中国从有文献可考的夏、商、周三代，就进入了文明的时代。中国人认为自己是炎黄的子孙，若以此推算，中国的文明史可以追溯到五千年前。中华民族崇尚自然，形成了"天人合一"的信仰，中医学就是在这种信仰的基础上产生的一种传统医学。

　　中医的起源可以追溯到炎帝、黄帝时期，根据考古、文献记载和传说，炎帝神农氏发明了用药物治病，黄帝轩辕氏创造脏腑经脉知识，炎帝和黄帝不仅是中华民族的始祖，也是中医的缔造者。

　　大约在公元前 1600 年，商代的伊尹发明了用"汤液"治病，即根据不同的证候把药物组合在一起治疗疾病，后世称这种"汤液"为"方剂"，这种治病方法一直延续到现在。由此可见，中华民族早在 3700 多年前就发明了把各种药物组合为"方剂"治疗疾病，实在令人惊叹！商代的彭祖用养生的方法防治疾病，中国人重视养生的传统至今深入民心。根据西汉司马迁《史记》的记载，春秋战国时期的扁鹊秦越人善于诊脉和针灸，西汉仓公淳于意善于辨证施治。这些世代传承积累的医药知识，到了西汉时期已蔚为大观。汉文帝下诏命刘向等一批学者整理全国的图书，整理后的图书分为六大类，即六艺、诸子、诗赋、兵书、术数、方技，方技即医学。刘向等校书，前后历时 27 年，是对中国历史文献最余种。中医学独特的思想与实践，在人类社会关注健康、重视保护文化多样性和非物质文化遗产的背景下，显现出更加旺盛的生命力。

中医药学与中华民族所有的知识一样，是"究天人之际"的学问，所以，中国的学者们信守着"究天人之际，通古今之变，成一家之言"的至理。《素问·著至教论》记载黄帝与雷公讨论医道说："而道，上知天文，下知地理，中知人事，可以长久。以教众庶，亦不疑殆。医道论篇，可传后世，可以为宝。"这段话道出了中医学的本质。中医是医道，医道是文化、是智慧，《黄帝内经》中记载的都是医道。医道是究天人之际的学问，天不变，道亦不变，故可以长久，可以传之后世，可以为万世之宝。

医道可以长久，在医道指导下的医疗实践，也可以长久。故《黄帝内经》中的诊法、刺法至今可以用，《伤寒论》《金匮要略》《备急千金要方》《外台秘要》的医方今天亦可以用，《神农本草经》《证类本草》《本草纲目》的药今天仍可以用。

或许要问，时间太久了，没有发展吗？不需要创新吗？其实，求新是中华民族一贯的追求。如《礼记·大学》说："苟日新，日日新，又日新。"清人钱大昕有一部书叫《十驾斋养新录》，他以咏芭蕉的诗句解释"养新"之义说："芭蕉心尽展新枝，新卷新心暗已随，愿学新心养新德，长随新叶起新知。"原来新知是"养"出来的。

中华民族"和实生物，同则不继"的思想智慧，与当今国际社会提出的保护和促进文化多样性、保护人类的非物质文化遗产的需求相呼应。世界卫生组织2000年发布的《传统医学研究和评价方法指导总则》中，将"传统医学"定义为"在维护健康以及预防、诊断、改善或治疗身心疾病方面使用的各种以不同文化所特有的理论、信仰和经验为基础的知识、技能和实践的总和"，点明了文化是传统医学的根基。习近平总书记深刻指出："中医药学是中国古代科学的瑰宝，也是打开中华文明宝库的钥匙。"这套丛书的整理出版，也是为了打磨好中医药学这把钥匙，以期打开中华文明这个宝库。

希望这套书的再版，能够带您回归经典，重温中医智慧，获得启示，增添助力！

中国医药科技出版社

2019 年 6 月

总目录

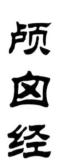

颅囟经

东汉·佚名◎著

王宏利◎校注

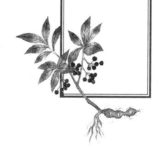

校注说明

《颅囟经》，又名《师巫颅囟经》，托名周穆王时"师巫"所传。明代以后原书已佚，现存乃辑自《永乐大典》的《四库全书》本。

《颅囟经》主要版本有《四库全书》本、清乾隆陈鳣家抄本、清道光五年乙酉（1825）李氏万卷楼刻本、清光绪四年戊寅（1878）丁氏当归草堂刻本、清光绪七年辛巳（1881）广汉钟登甲乐道斋刻本等二十余种版本。本次整理以《四库全书》本为底本，以清乾隆陈鳣家抄本为主校本，以清光绪四年戊寅（1878）丁氏当归草堂刻本为他校本进行整理。校注体例如下。

一、文字处理

底本竖排格式改为横排，底本表示文字位置的"左""右"一律改为"下""上"。原文中的异体字、通假字、古今字、俗写字等，凡常见者一律径改为通行的简化字，如"藏"改为"脏"，"府"改为"腑"等。

二、校注原则

凡底本文字不误，一律不改动原文。凡底本与校本虽有异文，但无碍文义者，不改动原文，不再出校说明；如确系底本有误，则改正原文，出校记说明。

校注者

2020 年 1 月

钦定四库全书提要

　　臣等谨按：《颅囟经》二卷，不著撰人名氏，世亦别无传本，独《永乐大典》内载有其书，考历代史志自《唐·艺文志》以上皆无此名，至《宋·艺文志》始有师巫《颅囟经》二卷。今捡此书前有序文一篇称《王母金文》，黄帝得之升天，秘藏金匮，名曰《内经》，百姓莫可见之，后穆王贤士师巫于崆峒山得而释之云云，其所言师巫与宋志相合，当即此本疑其唐末宋初人所为，以王冰《素问》注第七卷内有师氏藏之一语，遂托名师巫，以自神其说耳。其名颅囟者，案首骨曰颅，脑盖曰囟，殆因小儿初生，颅囟未合，证治各别，故取以名其书。首论脉候至数之法，小儿与大人不同；次论受病之本与治疗之术，皆深中肯綮，要言不烦；次论火丹证治，分列十五名目，皆他书所未尝见其论，杂症亦多秘方，非后世俗医所可及。盖必别有师承，故能精晰如此。《宋史·方剂传》载钱乙始以《颅囟经》著名，至京师，视长公主女疾，授翰林医学。乙幼科冠绝一代，而其源实出于此书，亦可知其术之精矣。谨据《永乐大典》所载襄而辑之，依《宋志》旧目厘为二卷，俾不至无传于后焉。

乾隆四十六年九月恭校上

总纂官臣纪昀 臣陆锡熊 臣孙士毅

总校官臣陆费墀

原　序

　　夫颅囟者，谓天地阴阳化感颅囟，故受名也。尝览《黄帝内传》《王母金文》，始演四序二仪阴阳之术，三才一元之道，采御灵机，黄帝得之升天，秘藏金匮，名曰《内经》，百姓莫可见之，后穆王贤士师巫，于崆峒山得而释之。叙天地大德，阴阳化功，父母交和，中成胎质。爰自精凝血室，儿感阳兴，血入精宫，女随阴住，故以清气降而阳谷生，浊气升而阴井盛也。甚者二仪互换，五气相参，目睹元机，非贤莫达。谓真阴错杂，使精血聚而成殃，阳发异端，感荣卫合而有疾，遂使婴儿才养，惊候多生，庸愚不测始末，乱施攻疗，便致枉损婴儿。吁哉！吁哉！遂究古言，寻察端由，叙成疾目，曰《颅囟经》焉。真凭辨证，乃定死生，后学之流，审依济疾。天和太清，降乘赤海，真一元气乘之，则母情先摇，荡漾炽然，是阳盛发阴，当妊男也。六脉诸经，皆举其阳证，所谓妊衰不胜脏气，则触忤而便伤，妊胜而气劣，则母疾三五月而发，皆随五脏。心脏干而口苦舌干，肺脏渴而多涕发寒，肝脏邪而嗜酸多睡，脾脏发而呕逆恶食，肾脏困而软弱无力。脏妊气平则和而无苦，胎若劣而强得脏养，至生亦乃多疾。二仪纯阴之证，升杂真一者，谓阴发阳，则父精薄，妊当成女也。六脉诸经皆发阴证，若血盛气衰，则肥而劣气，若气盛血衰，则瘦而壮气，余脏妊之气，皆同男说。孩子处母腹之内时，受化和之正气，分阴阳之纪纲，天地降灵，十月而化，万物以生成，随其时变，大理清纯，化成祥瑞之基，全真道一，故生成焉。一月为胚，精血凝也；二月为胎，形兆分也；三月阳神为三魂，动以生也；四月阴灵为七魄，静镇形也；五月五行分脏，安神也；六月六律定腑，滋灵也；七月精开窍通，光明也；八月元神俱降，真灵也；九月宫室罗布，以生人也；十月气足，万物成也。太乙元真在头曰泥丸，总众神也，得诸百灵，以御邪气，陶甄万类，以静为源，是知慎于调护，即以守恬和，可以保长生耳。故小儿瘦疴，盖他人之过也。

目　录

卷上

🪷 卷下

卷 上

脉法

凡孩子三岁以下，呼为纯阳，元气未散，若有脉候，即须于一寸取之，不得同大人分寸。其脉候未来，呼之脉来三至，吸之脉来三至，呼吸定息一至，此为无患矣。所言定息，呼气未出，吸气未入，定息之中又至，此是平和也。若以大人脉五至取之，即差矣。如此七至以上，即为有气，或脉浮如弓之张弦，此为有风，并可依后方合药治之。或七至以下，此为冷候，亦宜依后方合药疗之。或诊候取平，或忽而不见，沉浮不定，伏益根平者，此为神鬼之病，且合求祟，续宜使药或桃柳枝汤浴，煎饮子为使，一两颗桃心。

孩子脉，呼吸十五至以上，三至以下，皆死矣。

病证

初生小儿，鹅口撮噤，并是出胎，客风着颅脐致有此，可以小艾灸三壮及烙之愈。

初生小儿，至夜啼者，是有瘀血腹痛，夜乘阴而痛则啼。

初生小儿，一月内乳痫如胶，是母寒气伤胃所致也。

初生小儿，一月内乳痫如血，是母胸有滞热所作也。

初生小儿，一月内两眼赤者，是在胎之时，母吃炙煿热面，壅滞气入胎中，熏儿脑所致也。

小儿温热，皆因从气热而搏胃气使然，若下之，平气即愈。气虚则生惊而变痫。

小儿惊痫，一从虚邪客热相搏而生其候，当用补养安和即愈。加以性冷及太过即死。

小儿哕逆吐，皆胃气虚，逆气客于脏气而作，当和胃养气。至如下，冷即极①，即小儿霍乱吐逆，皆胃气与阴阳气上下交争而作，当用分和补药，调养即愈。余皆死。

小儿客忤无辜，皆因客入所触，及暴露星月，小儿嫩弱，所以此候多恶。

小儿：一，眼青揉痒是肝疳。二，齿焦是骨疳。三，肉色鼻中干是肺疳。四，皮干肉裂是筋疳。五，发焦黄是血疳。六，舌上生疮是心疳。七，爱吃泥土是脾疳。孩子肌肤肥实，皮肤白，无故烦渴，此自小奶猛冲损肺，但依后方内用甘草人参合饮子。若气急甚，胸胀起，鼻连眼下脸青色，呻吟之声者，此必死之兆，不得与药。

孩子利如泔靛者，难效。利如鹅鸭血者，脾已烂损，不宜与药。

孩子凡有诸色疾苦，但眼睑下垂牵，必定死矣。

孩子疟皆难效，或发无时，即口噤咬牙作声，此必死矣。呼为沥瘠疳疟，亦名为锁肠疳。

---

① 至如下，冷即极：陈鳣本作"如至下冷极"。

孩子渴吃乳食，夜啼作声，此即是腹肚痛。

孩子无故摇头，此是脑顶风。

孩子吃乳食皆出，此是脾冷。

孩子无故肚大项细，四肢消瘦，筋脉骨节起，自是小来少乳，嚼食与吃，早成骨热疳劳，先宜与保童丸吃，续与柴胡鳖甲饮子。保童丸方见一切疳门中，柴胡饮子方见行迟门中。

孩儿头面胸膊肌厚，臂胫细瘦，行走迟者，是小儿抱损。

孩子鼻流清涕，或鼻下赤痒，此是脑中鼻中疳极，宜用后方，青黛散吹鼻，兼傅下赤烂处。方见疳疾吹鼻门中。

以前并诊候孩子疾状，孩子气脉未调，脏腑脆薄，腠理开疏，看脉以时，依方用药。

孩子或夏中热时，因乳母沐浴多使冷水，奶得冷气，血脉皆伏，见孩儿气未定便与奶，使孩子多胃毒，及赤白两般恶痢，此乃是奶母之过。凡浴后可令定息良久，候气定揉与之，即全无患。

师巫烧钱，乳母须预祝之，勿令着水喷儿，皆令惊热入心，转成患害，切细慎之。

凡孩子自生，但任阴阳推移。即每六十日一度变蒸，此骨节长来四肢发热，或不下食乳，遇如此之时，上唇有珠子如粟粒大，此呼为变蒸珠子，以后方退热饮子疗之，不宜别与方药。《幼幼新书》注云：《颅囟经》以六十日为一变，巢氏《病源》以三十二日为一变，说有不同，故兼存之。

惊痫癫证治

牛黄丸

治小儿胎惊及痫，或心热。

牛黄　龙齿　马牙硝　铁焰粉各一分

上为细末，炼蜜丸如梧桐子大。每日乳食前，热水调，破一丸灌下，令母忌口。

又牛黄丸

治孩子惊热入心，疑成痫疾，面色不定，啼哭不出，潮热无度，不吃乳食，大睁眼翻露白，手足逆冷，呼唤不应。

牛黄研　大黄　独活各一分　琥珀炙，别研　升麻　绿豆粉大麻仁别研。各半两

上为末，蜜丸如梧子大。空心热水下一丸，顿服之，食后再服一丸，至十岁加金银箔各五片，忌煿炙、毒物。

虎睛丸

治孩儿风痫惊啼，不吃乳。

虎睛一支　犀角　子芩各等分　栀子仁　大黄各十分

上五味为细末，炼蜜丸如梧子大。惊啼不吃奶，乳汁下七丸。风痫，米饮下五丸至七丸。儿小减丸数，取利为度，忌毒物。若有虚热加知母六分。

又虎睛丸

治小儿孩子二十四种惊痫，壮热，抽搐脚手，呕吐，夜啼，眼肿。

虎睛一支，《圣惠》用一对　栀子仁　茯苓各二分　牛黄少许，《圣惠》用半两　人参一分，《圣惠》用一两　钩藤　大黄各四分　犀角末，一分，《圣惠》用二两　黄芩一分，《圣惠》用一两　蛇蜕七寸，烧灰，《圣惠》用一分

上为末，蜜丸如黍米大，空心热水下，随年丸。轻者一服，重者三服，奶汁下亦得，《圣惠》熟水下。奶母忌一切生冷、油腻、毒物。

广利方

治孩子惊痫，不知，迷闷嚼舌，仰目。

牛黄一大豆

上为细末，研和蜜水服之。

二十二味虎睛丸

治孩子从一岁至大，癫发无时，口出白沫，小便淋沥不利。

虎睛一支，生眼佳，曝干，酒浸令黄色　珍珠　蜂房各三钱　麻黄二分，去节　钩藤三分　铁精　防葵　大黄　子芩　龙齿　银屑　栀子仁　羌活各四分　柴胡　升麻　白鲜皮　雷丸烧，令赤　人参各三分　细辛一分半　蛇皮五寸，炙　石膏五分　蚱蝉四枚，去翅足，炙

上为末，蜜丸如赤豆大。四五岁五丸，日再服，大儿十丸，浓煎米饮下。忌生冷油腻。

疳痢证治

保童丸

治小儿孩子诸色疳候，或腹内虚胀，惊痫头发立，常咬手指。脊疳，疳劳，臂胫细弱，倚立不得，及鼻下常赤，清涕涎流不止，舌上生疮。脑疳，口疳，腹上筋脉。

虎睛半支　朱砂　麝香各一钱　牛黄　龙脑　巴豆　芎䓖　桔梗　枳壳　檀香　茯神　人参　当归　羌活　代赭　鹤虱　白术各半两

上为细末，下香、砂、巴豆令匀，炼蜜丸如梧子大。一岁至五岁每日一丸，十岁每日两丸，并空心米饮下。但稍知，孩子病甚，即加药与之。孩子未效，奶母忌生冷、油腻、炙煿、

毒鱼、大蒜、米醋。

又方

治孩子疳痢，诸色疳，并一十五种病状：一腹大，二皮肤黑黄，三骨节粗，四眼赤，五口赤，六鼻中生疮，七头发黄，八咬指甲，九爱吃土，十爱吃甜物，十一身热，十二头大，十三脐凸，十四项细，十五面无光，并宜常服保童丸方。

朱砂　牛黄　麝香　蟾酥各少许　阿魏二分

上先将朱砂于净器中，研如粉，入诸药一时，以蒸饼为丸，忌羊血、生冷等。

又方

治孩子疳气，或腹肚胀上筋脉，头大项细，吃物不知足，夜中即起，腹内长鸣。

大黄一两　陈橘皮二两，酸醋二合，浸两日，晒干　蛴螂二十个，去翅足子，热烧醋安之，以杯盖地上去火毒，候冷取出，炒过

上为末，蜜丸如梧子大。每日空心熟水下十丸，忌如常。

紫雪圆方

治小儿五疳，兼腹肚虚胀，疳气烦闷，或时燥渴。

大黄　黄连　代赭各二分　朱砂　麝香各少许　杏仁去皮尖，别研　肉豆蔻　巴豆去皮，以冷水浸，别研。各一两

上为细末，蜜丸如梧子大。每服空心米饮汤下一圆，五岁十岁只可服五丸，临时加减，忌冷水、油腻、炙煿。

朱砂丸

治孩子疳痢。辨虫颜色定吉凶。

朱砂半石莲大　阿魏如朱砂大　蝙蝠血三两滴　蟾酥少许

上为细末，和少许口脂调，先以桃柳枝煎汤浴儿，后看小儿大小，以绿豆大填儿脐中，后用纸片向脐中贴之，用青衣盖

儿，看虫出来，黄色轻，青黑色重。

青黛散

治孩子鼻流清涕，或鼻下赤痒。

青黛一钱　芦荟　地龙各半钱　朱砂一字匕　瓜蒂半钱　细辛一钱　宣连半钱

上为细末，和合吹鼻中，入麝香少许。

保童丸

朱砂　麝香　新蟾酥各等分

上研合成剂，合子内盛丸如麻子大。又于一合子内浸一丸，以箸头点入鼻中，亦名问命丸。但孩子病甚，即与吹之，或得七喷，可以治之；五喷即甚；三两喷即死矣。此不可深着水浸，临时入水亦不畏。

盖脑散

治孩子脑疳鼻痒，毛发作穗，面色赤。

地榆炙　蛤蟆烧。各一分　蜗牛壳二十一个　青黛　石蜜各二分　麝香

上为末，吹鼻当有黄水出，忌甜物。

胡黄连丸

治孩子热疳。

胡黄连　蟾酥各等分

上为末，蜜丸如绿豆大。五岁热水送下二丸。

调中丸

治孩子诸疳，或热攻冲心，肺气急，昼夜有汗，日渐羸瘦，不吃乳食。

柴胡　茯苓　人参　木香　桂心　大黄湿纸裹，煨　枳壳　甘草炙　鳖甲醋炙。各等分

上为末，蜜丸如桐子大，每岁两丸，至五岁三丸，熟水下，忌如常。

地黄煎方

治孩子疳劳，肺气热咳嗽，四肢渐瘦，心肺干。

生地黄汁五两　酥　生姜汁　蜜各一两　鹿角胶半两

上先将地黄汁安锅内，慢火煎，手不住搅，约五六沸，下酥，又五六沸，下蜜，次下胶，又下姜汁，慢火煎，候如稀饧，即住火。每食后两度，共与一匙头，忌毒物。

又方

治孩儿疳蚀口齿，齿龈宣露，臭秽不可近。

葶苈炒　梧桐律等分

上为末，以腊月猪脂调。微煎作膏。取柳木箸子绵裹，微微揾药时烙。

又方

治孩子疳蚀唇鼻及诸疮。

硫黄　干漆　文蛤

上等分烧灰，稍烟尽，研为末，入麝子少许，以帛拭疮脓血后，用药干掺之，立效。

又方

治孩子初患诸色痢及微有疳气。

上用枳实，不限多少，炒令黑，拗破，看内外相似，为散，空心米饮下半钱，以岁加减服之，忌如常。

又方

治孩子赤白痢。

阿胶　赤石脂　枳壳麸炒　龙骨　诃子炮半熟，去核。各半两
白术

上为末，一岁二岁空心米饮下半钱。

又方

治孩子冷毒疳痢，白脓疳龊，日加瘦弱，不吃食，腹痛。

青木香一分　黄连半两

上为末，蜜丸如梧子大。一岁以上空心熟水下一丸，三岁五岁服二丸。药性热者，不宜多服，忌生冷。

温脾散

治孩子水泻利并脾冷，食乳不消，吃奶频吐。

附子　干姜　甘草炮，剉。各半两　白术一两

上为末，空心米饮下半钱，忌鲜鱼毒物。

卷上

卷 下

火丹证治

黄帝问岐伯曰：后生少稚，多被恶疾，丹毒二品，若何分之。岐伯曰：阳解百年，一十以上为毒，一十以下为丹，丹、毒一也。随其大小，分别之，治之，有毒至依方，万无一差。喻人间男女皆遭丹毒，至依此枉死者复何限哉。良由信邪师之语，仍被恐之，愚昧之人勿与下手，请依方用之，今出此图形状如后。

伊火丹，从两胁起。

神灶丹，从肚起。

尿灶丹，从踝起。

胡吹灶丹，从阴囊上起。

天火丹，从腹背遍身起。

天雷丹，从头项起。

熛火丹，从背甲起。

胡漏灶丹，从脐中起。

废灶丹，从曲臂起。

神气丹，从头背起。

土灶丹，从阴踝起。

朱黄丹，赤豆色，遍身上起。

萤火丹，从耳起。

野灶丹，从背脊起。

鬼火丹，从面上起。

伊火丹从两胁起

上用猪粪烧灰，并铁槽中泥拌调涂之，日三。

神灶丹从肚起

上用土蜂窠、杏仁、腻粉，生油调涂，立瘥。

尿灶丹从踝起

上用屋四角头茅草烧灰，使鸡子白调涂之。

胡吹灶丹从阴囊上起

上用水茄窠下泥和苦酒涂之。

天火丹从腹背遍身起

上用桦皮白末和生油调涂之。亦用赤石脂羊脂调涂。

天雷丹从头项起

上用阴干葱末拌脂涂。又用灶下土鸡子白调涂。

胡漏灶丹从脐中起

上用屋漏水调灶中土涂之。

废灶丹从曲臂起

上用屋四角茅草灰，鸡子白调涂之。

神气丹从头背上起

上用牯牛骨烧灰，羊脂涂之。

土灶丹从阴踝起

上用屋四角茅草、灶横麻及鸡子白调涂之。

朱黄丹赤豆色遍身上起

上用慎火草捣汁和酒调涂之。

萤火丹从耳起

上用慎火草捣汁涂之。《圣惠》以醋调涂。

野灶丹从背脊起

上用柔香茸、蒴藋、赤小豆末涂之，立瘥。

鬼火丹从面上起

上用灶下土、鸡子白调涂之，立瘥。

杂证

平和饮子

小儿初生，可日与之。

人参　茯苓　甘草炙　升麻以上各一分

上以水一白盏，煎至一合，半月以来时时与之，乳母忌油腻。满月及百晬以来加之临时，冷加白术，热加缺。各半钱。

又方

治孩子脐中不干。

白矾一钱，煅过　龙骨一分

上为细末，入麝香少许，每次使拭脐干掺之，用帕裹避风。

青木香散

治孩子阴囊或如疝肿胀。

狐阴一支，炙　蒺藜炒　地肤子　昆布　枳壳炒　槐子炒。

各一分

上为末，一岁二岁，空心米饮下一钱。

又方

治孩子蛔虫咬心痛，面伏地卧，口吐清水痰涎。

槟榔　苦楝根　鹤虱炒。各半两

上为末，空心热茶下一钱，以意加减，忌粘食。

杏仁丸

治孩子或渴，此是蛔虫伤。

杏仁去皮尖　腻粉各一分

上为末，每用唾丸。空心米饮茶任下二丸。

又方

治孩子赤游肿或如丹，烦渴，浑身赤瘤，壮热。

绿豆粉　铅白霜

上细研，芸薹汁调涂之。

又方

取铅霜法：将铅来于石上，打令薄，掘地作坑可铅片大，以杵捣坑实，满坑着醋，以铅盖定，经一宿去取霜，如珠子大，和药使之。如烦渴，以后服解热饮子。

又方

麦门冬　小芦根　竹叶　干葛　漏芦　犀角屑

上用水四合，药半两，煎一合，无问食前后，徐徐与之。

硝石散

治孩儿身上无故肿，但觉肉色赤热。

硝石　大黄　绿豆各等分

上为末，每用时随肿大小，取莙荙根研汁调涂肿上。如有恶物，即看有点子，以膏贴之，四面以散子熁之。若无莙荙根，即用鸡子白或车前根叶亦得。

又方

治孩子胎中受风，长后或满身生疮，痱痒如疹癔，或如饥饱痒疮。

葱白　硝　臭黄　硫黄各等分

上用油半两，烧令热，下少许蜡，先剥葱白三茎细切，待油热即泼葱上细研，续下硫黄、臭黄、硝，更研之，旋涂。

茴香散

治孩儿赤眼并胎热，及疳障多泪。

茴香　冬青胆阴干　生甘草

上为细末，每洗眼时取药一分、水一盏，煎十沸后，温洗之，或孩儿长大，即加药并水。

引子方

孩儿用药洗眼后，可更服之。

知母　黄芩　青葙子　地蝇子　秦皮　车前草　山栀子独活各等分

上药以水五合，煎二合，去滓温服，忌食如常。

又方

治孩子聤耳。

白矾半两，烧过　龙骨　铅丹烧。各一分　麝香少许

上为末，以绵裹竹枝子净探脓水。以一小豆大药傅之。别以绵裹塞填之，勿令见风。

又方

治小儿聤耳。

石硫黄制

上为细末，以糁耳中，日一夜一。

又方

治孩子小便不通。

茯苓　通草　冬瓜子　车前子各等分

上以水四合，药半两，煎一合半作二服，忌油腻。

侧柏散

治孩儿风热。

侧柏　郁金　天麻_{酒浸一宿}　干蝎　天南星　地黄_{去土}　子芩　大黄_{以上各半两}

上为末，治风及惊，温酒下。退热，每夜熟水下半钱。

柴胡引子

治小儿行迟，小儿自小伤抱，脚纤细无力，行止不得。或骨热疳痨，肌肉消瘦。

柴胡　鳖甲_{米醋涂，炙}　知母　桔梗　枳壳_{麸炒，去瓤}　玄参　升麻

上药等分并细剉，每日煎时，三岁以下，取药半两，水五合，煎二合去滓，分两服，空心食前、后各一服。忌毒物。饮后用澡浴方。

澡浴方

苦参　茯苓皮　苍术　桑白皮　白矾_{各半两}　葱白少许

上药剉细，每浴时取一两，沸水二升，浸药后通温，与儿浴之。避风于温处妙。

又方

治小儿数岁不能行。

取葬家未开户，盗其饭食来以哺之，不过三日便起行，勿令人知之。

卷下

保婴易知录

清·吴宁澜◎撰

王宏利◎校注

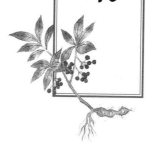

校注说明

吴宁澜，字溶堂。阳湖（今江苏武进）人，清代儿科医家。撰《保婴易知录》两卷。

《保婴易知录》主要版本有清嘉庆十七年壬申（1812）汪和鼎刻本、清道光十六年丙申（1836）浙江官书局刻本、清道光十七年丁酉（1837）经饴山房刻本、清同治十二年癸酉（1873）宁郡叶廉谔刻本、清光绪一年乙亥（1875）刻本等二十多种版本。本次整理以辽宁中医药大学馆藏清嘉庆十七年壬申汪和鼎刻本为底本，以清光绪二十九年癸卯（1903）刻本为主校本，以书中所引书籍的通行本为他校本进行整理。校注体例如下。

一、文字处理

底本竖排格式改为横排，底本表示文字位置的"右""左"一律改为"下""上"。原文中的异体字、通假字、古今字、俗写字等，凡常见者一律径改为通行的简化字，如"藏"改为"脏"，"府"改为"腑"等。

二、校注原则

凡底本文字不误，一律不改动原文。校本虽有异文但无碍文义者，不出校记。凡底本与校本不同者，如确系底本有误，则改正原文，出校记说明。对难以判定正误者，一律保留原文，出校记说明。

校注者

2020 年 1 月

汪 序

　　吴君溶堂集育婴之说与夫治疾之方，分为二卷，颜曰《保婴易知录》。余观其博观约取，简而明，精而核，若纲在纲，有条不紊，作而曰：若溶堂者，庶几善保赤者乎？前合梓《宜麟》《达生》二编，慎之于受气之先，固无事于医药而不能必其皆然也。有是录以治之，于既疾之后，则疾无弗瘳。其事实有相须而适相成者，是书又曷可少也。余素未学医，深愧无济人之术，爰鸠资劝付剞劂，更冀乐善君子广为刊布，庶使道远而不及求医与茫昧而束手无策者，皆有成法可遵也夫。

　　　　　　　　嘉庆壬申孟秋之望阳湖汪和鼎味根氏序

序

　　余续《宜麟策》成，复采群书而慎取之，集鞠养之说一十有五，为上卷，初生之疾六十有七，为下卷，题曰《保婴易知录》。或曰：诚求保赤不学易，能以鞠养之宜诏之闺闼，是固无难领会也。古称儿医曰哑科，最难调理，况乎胎疾，尤费揣摩。欲使人尽能医，谈何容易？余谓不然。小儿出腹，精之至，和之至，直养何难？揆其致病，或母气之偏，或姑息之过，非如杂症多歧，四诊难决。今为之著其病因，明其证候，一披条领，可无过差，岂诚求者独不能消息于其间乎？惟胎疾既骤且危，倘村居僻远或城关严阻，求医迟至，至已束手无策，曷若示以可遵之成法，速行投治为愈耶？然而病至而为之治，不若致谨于未发者之为豫也。论列鞠养，虽浅近琐屑，尤当先致意焉，若能进推《宜麟策》之旨，求诸朕兆之先，则胎气清纯完固，疾何由生？上工治未病，其斯谓至治欤。方蠲大制，药屏奇珍，或不出乎垣篱之内，指顾可得，即求诸市，购之匪难，亦取其易而已矣。

嘉庆十七年仲春
阳湖吴宁澜溶堂氏述

目 录

卷之下

补编

卷之上

鞠养类

拭口法

《慈幼编》云：保婴诸书皆云：婴儿在胎，口含热物，盖胎毒也。生下啼声未出，急用软帛或棉裹指拭尽，贵在神速，迟则咽下，伏之于心，遇天行时气，久热不除，乃乘于心，心主血脉，得热而散，流溢于胃，胃主肌肉，发出于外，成疮疹之毒。世之小儿无可免者，不知病源在此。又云：分娩之时，口含血块，啼声一出，随即咽下，而毒伏于命门，因致他日发为惊风、痘疹等证。此二说皆非确论，故张景岳辨之曰：婴儿通体，无非气血所结，何以毒遽如是？即使咽之，亦必从便而出，何以独留为害？无足凭也。斯言足破千古疑案，惟是形体初成，固当为之清楚。于未啼时，用软帛裹指挖去口中之血，视儿强弱，用拭口法涤除口中毒秽，以清脏腑，诚为初诞之要法也。

《王璆选方》云：以甘草中指一节许，炙，碎，以水二蚬壳煎一蚬壳，以棉染点儿口中，吐出恶汁为佳。若服一蚬壳不吐，不须更服，不问婴儿虚实寒热，皆须服之。薛氏曰：用甘草法后，次用黄连法、朱蜜法。

《集验方》云：初生小儿，恶汁留胸膈，壅塞易生蕴热，用黄连数块，槌碎，棉裹如奶头状，汤内泡浸成黄汁，点儿口中，恶汁自下，乳食便美，后以朱蜜法间与之。

葛氏《肘后方》云：好朱砂一大豆许，研细，水飞，炼赤蜜和成膏，每用一豆大，乳汁化下，时时滴口中，三日内只用三粒，临时更看形色，若面色多青①白，啼声不响者，即不须服。

《千金方》云：牛黄半分，飞朱砂末三分，将浓甘草汤和蜜拌匀，旋抹口中，极能辟痰除热安神，然必母气多热、小儿肥盛者可用，清弱者不宜用也。

《宝鉴》云：儿红润，色赤，啼声响快者，用汞粉三分，渐渐令儿吮之，良久有脐粪下便佳。此法惟父母有霉毒遗害者可用，否则非宜。

《圣惠方》云：用甘草法后，用韭根汁涂儿唇上，干又涂，数次。

张景岳曰：用甘草法后，随用胡桃肉去皮，嚼极烂，以稀绢或薄纱，包如小枣，纳儿口中，使吮其汁，非独和中，且能养脏，最佳法也。

又曰：若母气素寒，小儿清弱者，只以淡姜汤拭口，最能去胃寒，通神明，并可免吐泻之患，此法最妙，人所未知，拭后用核桃法。

《医宗金鉴》云：淡豆豉煎浓汁，与儿三五口，其毒自开。缪仲淳《广笔记》云：以甘草三钱，淡豆豉三钱，入沸汤一碗，隔水煮干至一二小杯，以棉为乳，蘸药汁入儿口吮之，以尽为度，腹内有声，去胎粪数次，方饮乳，月内永无惊风诸病。

---

① 青：原作"时"，据校本改。

《集效方》云：小儿落地时用橄榄一个，烧研，朱砂末五分，和匀，嚼生芝麻一口，吐唾和匀，绢包如枣核大，安儿口中呵之，此药取下肠胃秽毒，令儿少痰及出痘稀少。

《证治准绳》云：本儿落下脐带，瓦上焙燥为末，脐带若有五分重，入朱砂、黄连、甘草各二分五厘，和匀，蜜拌，或用生地、当归煎浓汤调如糊，做四五次，涂乳母乳头上，俟儿吞之，必使一日夜吞尽。次日大便遗下秽污浊垢之物，皆恶毒也。日后不但痘稀，可免变黑归肾之患，竟有不出者，亦无囟门不合之疾，须候脐带落下，即便制服，在六七日间为妙。其朱砂必须研极细末，以甘草汤飞过，此方真保生最上一乘良法，一以解毒，一以补肾。盖脐带乃有生之河车，系于母之命门，两肾之所主，以肾补肾故耳。

又云：婴儿初生至满月内，时时取猪乳滴口中，可免惊痫、痘疹之患，甚效。猪儿饮母乳，便提后脚离乳，急捋之即得。

张景岳曰：古法拭口多用黄连者，不知黄连大苦大寒，小儿以胃气为主，安得初生即可以苦劣之气相犯，致损胃气，则他日变呕变泻，由此而起矣。大非所宜。又陈文仲曰：小儿初生便服朱砂、轻粉、黄连，本欲下胎毒，不知此皆伤脾之药。轻粉下痰损心，朱砂下涎损神，儿实者服之软弱，弱者服之易伤，反致变生诸病，此皆见理之谈，不可不知。今胪列古法，俾用者消息儿体之强弱以选择可也。

洗儿法

《产家要诀》曰：三日洗儿曰洗三。其来旧矣，为其革污秽也。然以绷裹之儿，又复解开入汤，易致感冒、惊风等患。故北方生儿多不洗浴，但以旧絮拭净，或大小便处略以水揩抹之，最为得法。凡遇天气严寒，而儿体脆弱，不妨迟以十日半月，择吉浴之为妙。若毕竟要浴，出胎便洗，尚为稳当，三日不必再洗可矣。

《保生要方》云：儿初生候，浴水未得，且以旧棉絮裹，置大人怀中暖之，浴后仍当如此。虽暑月，薄絮亦当渐渐去之，儿乍离母腹，最畏凉气，预煎沸汤，以甋贮之，临时调和冷热洗之，不犯生水，则不生疮疥。

《医宗金鉴》云：临浴时须择无风密处，汤须不冷不热，适可而止，不可久在水中。冬月恐其受寒，夏日恐其伤热。

《活幼心法》云：凡一周之内，谓之芽儿，切忌频浴，以致湿热之气郁聚不散，身生赤游丹毒，如胭脂涂染，肿而壮热，毒一入腹，则肚胀哕气，以致杀儿。更有洗后失护，为风邪所伤，身生白泡，肿而壮热憎寒，鼻塞痰嗽，故芽儿切忌多浴。

《证治准绳》云：浴讫，以粉摩之，或以光粉、蚌粉扑身，然后包裹，能辟邪收湿散气。

又云：浴儿不可先断脐带，候洗了方断，不致水湿伤脐，可免脐风、脐疮等症。尤不可用水打湿脐带。

《大生要旨》云：儿初生，两乳必有饼子，须时常揉撮，捏去乳汁，以散为度，否则肿硬成毒，如初生洗浴时即将两乳头各捻数把，即无此患。

《冯氏锦囊》云：浴汤煮以金、银、丹砂、虎头骨，则除惊痫客忤；煮以麦门冬、荆芥、铜、铁、铅、锡，则安心神，除恶气。《证治准绳》云：以桑、槐、榆、桃、柳，各取嫩枝三寸长者二三十节煎汤，入猪胆汁二三枚，浴之，或以桃、梅、李、楮根叶煎汤浴之，均令儿不生疮疥。《简要济众方》云：以益母草半斤剉细，煎滚，温温浴之，能除百病。

《选择经》云：寅卯酉日吉，壬午丁未癸巳日凶，不能上三日，勿犯下三日。

断脐法

《造道集》云：初生儿宜洗净，则燥血不留于摺路之间，可令皮肤光泽，然后剪脐，脐乃初生命蒂也，剪之宜长，用粗线缚紧，剪不长，多生脐风，缚不紧，阴间虚肿。

《产家要诀》云：儿出胎，洗毕断脐带，须捋汁令尽，否则寒湿入腹，或作脐风。又须于近脐六七寸处以线紧扎，以帛包裹，以口咬断。盖扎紧则儿血不贯于胞底，自然痿缩，勿胀而易下，即或延缓数日，亦无大碍。口咬则断脐不犯乎刀剪，自无冷气内侵，可免腹中吊痛之虞。如或天时寒沍，坐草艰难，子母劳伤元气者，用火熏脐。法见下卷初生[1]不啼方内。

《千金论》云：须令至儿足跗上为度。《造道集》云：剪之宜长尺有三寸。

《千金论》云：脐带中多有虫，急剔拨去，不尔，入脐成疾。

《宝鉴论》云：断脐若用剪刀，先于怀中令暖。

灸脐法

缪仲淳《广笔记》曰：儿初生不可剪脐带，留胞寸许，剪连脐带上，如法扎紧，即将软帛贴脐带根缚住，待三朝用面和

---

① 生：原作"饪"，据校本改。

水成薄饼，置儿腹，穿脐带于面上，将陈蕲艾火灸脐带近脐处，或三炷或五七炷，灸须下帐避风，灸毕，仍将脐带包扎好，听其自脱。七日方脱者，元气足也。《必效方》云：此法试之甚良，可用之无虑。

裹脐法

《千金论》云：治白练令柔软，方四寸，新绵厚半寸，与帛等合之裹脐，调其缓急，急则令儿吐呗，不可轻解。倘儿怒啼不已，或衣中有刺，或脐燥刺腹，更当裹脐。冬时须闭户下帐，燃火令温暖，即夏月亦须无风密室，仍以湿粉敷之。

《大生要旨》云：裹脐须将脐带盘作一团，用枯矾末掺于带上，带虽长，多掺枯矾末，暑月亦不为害。以棉纸封盖，软绢裹束，日日须要照看，勿令儿尿浸湿。小儿初生，最重裹脐，稍有不慎，为风寒湿所乘，致成脐风、噤口、撮口等恶症，一腊见之，便不可治矣。可忽乎哉！

藏衣法

崔氏曰：儿胞衣须用清水洗之，弗染诸垢，次以清酒净之，乃纳钱一文于衣内，盛于新瓶内，以陈石灰实之，青帛裹瓶口，密密紧盖，且置隐处，待三日后，然后依月吉地，向阳高燥处，入地三尺埋之，瓶上土厚牢筑，令儿长寿智慧。若藏衣不谨，为猪狗所食，令儿癫狂；虫蚁所食，令儿患恶疮；大鸟食之，令儿兵死；若近庙社，令儿见鬼；近深水污池，令儿溺死；近坟灶旁，令儿惊惕；近井旁者，令儿聋盲；弃道路街巷者，令儿绝嗣；当门户者，令儿声不出、耳聋；着水流下者，令儿青盲；弃于火里者，令儿烂疮；着林木头者，令儿自绞死。如此等忌，盖亦铜山西崩，洛钟东应，一气感通之理，慎勿视为迂，远而忽之。

《论藏衣方位》云：须于天德月空处埋之。天德方：正月丁方，二月坤方，三月壬方，四月辛方，五月乾方，六月甲方，七月癸方，八月艮方，九月丙方，十月乙方，十一月巽方，十二月庚方。月空方位：单月在丙壬，双月在甲庚。再择时宪书吉日，与儿本命无冲无克者，用之可也。

挑口法

《婴儿至要》云：小儿出胎，气血收敛，则口内上腭、齿根、喉舌皆净，若气血不敛，胎毒上攻，无不先见于口内者，或有泡生于上腭悬痈之前，初起白色，继则赤色，最为恶候。急以指爪摘去其头，或以针刺之，溃去恶血，速以帛拭净，毋令下咽，此为第一要着。次看齿根上有白泡如半粒米状，急以银针挑去，再看齿根上有黄筋两条，以苇刀轻轻割断，以泄恶血；或舌上白屑堆聚，以手指缠乱发拭净，若舌根有膜裹舌，如芦箨盛水状者，以针破之，泄其气；如舌下有膜如石榴子样，或如虫形，急以针刺之，其针向两旁挑破，不可用正针深刺，伤其本路。以上各症，刮净刺溃之后，以甘草汤绞净，再用桑树皮白汁或陈京墨或白僵蚕研末，频频涂之，或选用拭口诸解毒法，可保无虞。倘父母姑息，为儿护疼，不为刺刮，毒无泄路，速则变成脐风、噤口、撮口等恶症，百无一生，迟则致成内钓、盘肠、惊搐之险，挽救莫及矣。或谓小儿口病，挑动则有病必挑，非此不可，最为费事，殊不知挑口一法，能泄胎毒，而无伤元气，较服峻厉之药，万分稳妥，安可轻视。

剃头法

《医宗金鉴》云：儿满月剃头，须向密室温暖处剃之，为其气血未盈，寒风易入。剃头后须用杏仁三枚，研细，入薄荷三叶，再同研，将麻油滴三四点，合腻粉拌匀，擦头上能避风邪，免生疮疖热毒儿也。

乳儿法

《育婴家秘》云：儿初诞，用拭口解毒法，腹响，胎粪必下。落地一周时方可与乳，若产母乳汁未行，必择乳妇壮年体强、乳汁浓白者，徐徐乳之。产母乳汁既行，必先揉去宿乳，此乳不可乳儿，盖积滞之气，恐损儿也。

又云：凡儿吮乳，初则乳汁渐行，其来尚缓而少，久则如泉涌，急而且多，急取出之，恐儿气弱，吞咽不及，错喉喷吐，伤胃气也。按：乳涌则以二指捺在乳头两边，来自缓矣。

《千金论》云：凡乳儿不可过饱，饱则溢而成呕吐，大饱以空乳吮之即消，若乳来多猛，取出捺后再乳，切须乳时先捏去宿热乳，然后乳之。如乳母欲卧寐，当以臂枕之，令乳与儿头平，母欲睡着时，即夺其乳，恐其不知饱足，致成呕吐，且恐睡熟，闷儿口鼻致死，父母交合之间，儿卧于侧，或惊起，不可乳儿，盖气乱未定，必能杀儿也。

巢氏云：小儿啼未定，气不调，母不可与以乳饮。盖恐乳不得下，停滞胸膈，则为呕吐也。

《大生要旨》云：月内小儿不可闻啼即抱，一啼便乳，须令啼哭，则胎中所受热毒，从此而散，胎中惊风，从此而解，则期月之间，无重舌、木舌、口噤、胎热之疾。

《保生要法》云：小儿初生若多睡，勿强与乳，自然长而少病。

《颅囟经》云：夜间儿乳，母起身坐，抱儿喂之，勿侧卧乳儿，乳后抱儿，使其身直，恐软弱倾侧，致乳溢出也。不尔，皆令儿病。

又云：每清早睡醒欲饮乳，皆须捏去宿乳。

又云：乳汁弗投地，虫蚁食之，令乳无汁，可沃东壁上，佳。

又云：夏不去热乳，令儿呕吐，冬不去寒乳，令儿泻痢。

聂氏曰：夏中热盛，乳母浴后，或值儿啼，不可与乳，使儿成胃毒，秋成赤白痢。浴后必须定息良久，捏去热乳，然后乳之。

朱丹溪曰：乳子之母，尤宜节谨，饮食下咽，乳汁便通，情欲中动，乳脉必应，病气到乳，汁必凝滞，儿得此乳，疾病立至，不吐则泻，不疮则热，或为口糜，或为惊搐，或为夜啼，或为腹痛。病之初来，其溺必少，便须询问，随证治母，母安亦安，可消患于未形也。

《保婴家秘》云：乳儿之母，当淡滋味，一切酒面、肥甘、热物、瓜果、生冷、寒物，皆当禁之。又须慎七情，调六气，以养太和。盖母强则子强，母病则子病，母寒则子寒，母热则子热，故保婴者必先保身。

孙兆曰：喜乳令儿上气癫狂，亦令儿生痰喘急，或生惊。

《千金翼》云：怒乳令儿疝气。扁鹊云：女子则腹胀。

《史记·华佗》论云：乳气寒，虚冷，故令儿便青而啼。《千金翼》云：令儿咳嗽。

《千金翼》云：热乳令儿面黄不食呕吐。张氏云：热乳伤损肺气，令儿龟背。

《宝鉴》云：魃[①]乳令儿面黄白，乳哺减少，夜啼呗乳。

又云：病乳令儿黄瘦，骨蒸盗汗，嗞喃夜哭，及生诸疾。

《灵秘》云：壅乳令儿成痰涎，涎壅生惊。《宝鉴》云：壅乳成乳癖，又吐逆生痰。

《宝鉴》云：魃乳令儿脏冷腹急而泻，胸背皆热，夜啼肌瘦，一如积块。

《千金翼》云：醉乳令儿热，腹急痛。扁鹊云：醉淫随乳，儿恍惚多惊。

《宝鉴》云：乳母淫佚情乱，令儿吐泻身热，啼叫如鸦，不治。

仓公曰：当风乳儿，风冷入肺，则令咳嗽。

《心鉴》云：夜露下饮儿，冷气入咽不散，多成呕逆。

《真诀》云：大劳大饥之后，不俟气息稍和，即以伤乳与儿，令儿成疳。

朱丹溪曰：乳母致病，事起于默，人多玩忽，医所不知。故乳母禀受之厚薄，性情之缓急，骨肉之坚脆，德行之善恶，令儿相肖，大有关系，不可不慎也。

《医药源流》云：调摄小儿之法，病家能知之者，千不得一。盖小儿纯阳之体，最宜清冷，今人非太暖即太饱，而其尤害者，则在于有病之后，而数与之乳，乳之为物，得热则坚韧

---

① 魃（jì 计）：传说中的小儿鬼。

如棉絮，况儿有病，则食乳甚稀，乳久不食，则愈充满，吮则迅疾涌出，较平日之下咽更多，前乳未清，新乳复充，填积胃口，化为顽痰，顽痰相结，诸脉皆闭而死矣。譬如常人平日食饭几何，当病危之时，其食与平时不减，安有不死者哉？然嘱病家云：乳不可食。则群相诟曰：乳犹水也，食之何害？况儿虚如此，全赖乳养，若复禁乳，则饿死矣。不惟不肯信，反将医者诟骂。其余之不当食而食，与当食而反不与之食，种种失宜，不可枚举，此小儿之所以难治也。

《兰台轨范》云：儿病即宜少与乳食，若似惊风，即宜断乳。如欲食，与米饮一勺，必欲食乳，须先将乳挤空，然后以空乳令吮，否则乳下喉中，即成顽痰，虽神丹无效。俟少安，渐与乳可也。

《兰闺口议》云：乳之性，见酒则凝。试将牛乳一碗，加陈酒一小杯搅和，蒸一沸，乳凝如腐，物性然也。饮乳之儿，父母爱之，戏以酒滴儿口中，往往渐成乳癖、惊痫、疳积等症。可不慎哉。

《育婴家秘》曰：养子之道，当择乳母，必取无病妇人，肌肉丰肥，性情平和者为之，则其乳汁浓厚甘美，莹白温和，于子有益。如病寒者乳寒，病热者乳热，病疮者乳毒，贪口腹者则味不纯，喜淫欲者则气不清，何益于子，故宜远之。

《活幼心法》云：小儿三周后必当断乳，否则脾多湿滞，纳谷不旺，易生痰壅、泄泻等症，致儿柔脆难养。

哺儿法

葛氏《肘后方》云：小儿三日应开腹，助谷神，壮胃气。

用粟米煮烂，研如乳汁，与大豆许，慎不可与杂药也。

《千金论》云：儿哺早不胜谷气，令头面体生疮，愈而复发，又尪弱难养，三十日后虽哺不多，若不嗜食，强与之不消，复生病，哺乳不进，腹有痰癖，节哺数日，自愈。

《保生碎事》云：乳者，奶也。哺者，食也。乳后不得与食，哺后不得与乳，乳食相并，难以克化，大则成癖，小则成积，疳气自此始矣。

《慈幼外编》云：或曰小儿无伤乳法。即乳满而溢，亦无大害，惟与食并，则乳裹食不化，遂成痰癖，是伤食，非伤乳也。故小儿以乳为主，三岁后方可食糕粥，五岁后方可食荤腥，则一生永无脾胃之疾矣。

《大生要旨》云：小儿半岁以前只与乳吃，六个月后方与稀粥，周岁以前切不可吃荤，并忌生冷之物，待一二岁肠胃稍厚，略与荤吃。《养子真诀》云：吃热莫吃冷，吃软莫吃硬，吃少莫吃多，自然无恙。故凡黏腻、干硬、酸咸、辛辣，一切鱼肉、水果、湿面、烧炙、煨炒、煎煿，俱是发热难化之物，皆宜禁绝。小儿无知，见物即爱，岂能知节，节之者，父母也。父母不知禁忌，畏其啼哭，无所不与，积成痼疾，追悔莫及。虽曰爱之，其实害之。语云：惜儿须惜食。又云：若要小儿安，常带三分饥与寒，皆至言也。

《保产辑要》云：生儿缺乳，不得不喂以谷食，母细嚼，以手喂之，不可以口对口喂之，致生疳疾、腹胀。

《景岳全书》云：小儿饮食有任意偏爱者，无不致病。所谓爽口味多终作疾也，极宜慎之。尝见王隐君曰：予幼时酷嗜甘饴，忽一日见饴中有蚯蚓伸头而出，自此不敢食饴，至长始知长者为之，此可为节戒之妙法。

钱乙云：儿多因爱惜太过，三两岁犹未饮食，致脾胃虚弱，一生多病，半年后煎陈米稀粥、粥面，时时与之，十月以后，渐与稠粥烂饭，以助中气，但不与乳，并自然无病易养。

《冯氏锦囊》云：凡儿切忌食肉，否则脾胃乃伤。若再甘甜面食不禁，则令疳虫痢积。若食腰子、心血脑髓之类，则令走马疳候。若食葱韭薤蒜，则令心气郁结，水窦不通，三焦虚热，神情昏昧。若食飞禽瓦雀，则生疮疥痦癣，燥渴烦闷。若食螺蛳蚌蚬，鳗鳖虾蟹等类，则令肠胃不禁，或泄或痢，至于鸡肉过食，则生蛔虫，尤宜切忌。

眠儿法

《琐碎录》云：小儿同母睡时，切忌鼻风口气吹儿囟门，恐成风疾。

《慈幼编》云：凡儿小有停滞，于卧后用手顺摩其腹，自胸至脐下轻轻摩至百数，能顺气消食。

《冯氏锦囊》云：眠儿以甘菊花瓣实枕，以其能清头目也。

《活婴方》云：卧儿纫旧布多层衬儿受尿，轮流洗晒，最妙。有用布袋盛稻柴灰以收湿者，若甫离灶突，火毒未出，儿中之，必生丹毒、惊痫等恶症，必须将灰筛净，预贮数日，然后用之，庶乎无碍。

《察微录》云：卧儿冬用木桶，夏用竹筐，必须直身向明而卧。倘背明向暗，则儿眠仰看亮光，易致目精上窜，卧旁切近之处，不可有悦目引看之物，致儿侧视，目精左窜右窜，儿帽前亦不可用五彩之饰，亦恐惹儿仰视也。

襁褓法

《千金论》云：衣儿用父故衣，女用母故衣改作，用故絮，弗使新棉，切不可过厚，恐令儿壮热，生疮发痫，皆自此始。《琢玉篇》云：富贵之家不宜为儿新制绫罗华丽之服，当知为儿惜福。

《大生要旨》云：初生小儿未剃胎头，不与戴帽，则自幼至长，难于伤风，永无鼻塞拖涕之疾。

巢氏《病源》云：小儿始生，肌肤未实，宜单衣，不宜暖衣。暖则筋骨缓弱，易发疮疡。宜旧絮，不宜新棉，恐汗出表虚，易受寒邪。宜见地气，尤宜见风日，不见地气风日，则肌肤柔软，易得损伤。尝见富贵之家重茵叠被，日在怀抱中，虽数岁亦未能行，而田舍小儿，终日暴露，或饥或寒，绝无他病。譬如草木生于深山大泽中，容易合抱，至园圃奇材异卉，纵加培植，多有秀而不实者，岂贵贱之理有异哉。

《冯氏锦囊》云：凡寒则加衣，热则除棉，过寒则气滞而血凝，过热则汗出而腠理泄，以致风邪易入，疾病乃生。更忌解脱当风，然无风日暖，又当抱出游戏，又不可置之地间，令着地受寒。盖五脏腧穴皆系于背，肺脏尤娇，风寒一感，毫毛毕直，皮肤闭而为病，咳嗽喘呕，壮热憎寒，故儿最要背暖。肚者，脾胃处也。胃为水谷之海，脾为健运之司，冷则物不腐化，致多肠鸣腹痛，呕吐泄泻，故儿更要肚暖。足系阳明胃脉所络，故曰寒从下起，故儿更要足暖。头者，六阳所会也，况脑为髓海，凉则坚凝，热则流泄，或囟颅肿起，头缝开解，目疾头疮，故头宜凉。心属离火，若外有客热，则内动心火，表里合热，轻则口干舌燥，腮红面赤，重则啼叫惊掣，多躁渴烦，故心胸宜凉。

《小儿精要》云：初生小儿不得用油腻手绷裹。春忌覆顶裹足，夏忌饮冷食冰，冬忌火炙衣被。

《证治准绳》云：婴儿又当习薄衣之法，当从秋初习之，不可以春夏率减其衣，则令儿中风寒，所以从秋初习之者，以渐稍加，如此则必耐寒。冬月但当着夹衣及衲衣之类，极寒则渐加以旧棉，若乃棉衣既厚，更与火烘，则寒未外侵而热先入里，非徒无益，而反害之。

丹溪曰：小儿过用棉绢温暖之服，以致阳气不舒，因多发热，即至长年，下体勿令过暖。盖十六岁以前，气血方盛，如日方升，惟阴常不足耳。下体主阴，得寒凉则阴易长，过温暖则阴暗消，故《曲礼》曰：童子不衣裘裳。

钱乙曰：小儿衣裳被衲，日晒日收，不宜在外过夜。古书云：天上有飞星恶鸟，不可干犯。小儿染着戾气，生无辜疳，如遇失收，当用醋炭熏过，方可衣之。若误着儿，啼叫不绝，须即换下所着衣服，亦用醋炭烘之，太阳照之更妙。

提抱法

《大生要旨》云：儿初生，形骸虽具，筋骨甚柔，气质未实，犹木之柔条软梗，可使或曲或直，或俯或仰也。故百日之内不可竖抱，竖抱则易于惹惊，且必头倾项软，有天柱倒侧之虞。半岁前不可独坐，独坐则风邪入背，脊骨受伤，有龟背伛偻之疾。

张涣曰：儿生六十日后，则瞳子成而能笑认人，切忌生人怀抱，及见非常。百日则任脉成，自能反复。一百八十日则尻骨成，母当令儿学坐。二百四十日则掌骨成，母当扶教匍匐。三百日则髋骨成，母当扶教儿立。周岁之后则膝骨成，母当扶教儿行。皆育儿一定之法，若日捧怀抱，不见风日，不着地气，以致筋骨缓弱，数岁不行，少一失护，疾病乃生，此皆保育太过之失。

《育婴家秘》云：小儿专爱一人怀抱，见他人则避之，此神怯弱也。抱之则喜，放之行坐则哭者，此气血虚也。

杂护法

《慈幼编》云：凡小儿初有知识，不可令小厮妇女，领出外顽耍，易致惊吓，且言语戏笑，便有一种下流习气，即蹉跌受惊，亦不使知，误事不小，切不可离大人左右。至乳母，须时加觉察，睡卧早起，皆宜亲看，不可托大。每见乳母作弊，外人尽知，主母不觉，儿受夭枉者多矣。

《冯氏锦囊》云：凡戏谑之物，不令恣乐，刀剑凶具，无使摸捉，莫近猿猴，近则伤意，莫抱鸦雀，抱恐伤眼，男方学语，勿令挥霍，会坐勿久，令腰似折，行莫令早，筋骨柔弱，雷鸣击鼓，莫为掩耳，睡卧须节，须令早起，饮食休过，衣勿重袭，常食蔬羹，休哺美味，甘肥酸冷，姜蒜瓜果，油腻生茄，切勿过食，夜莫停灯，昼莫说鬼，睡莫当风，坐莫近水，笑极与和，哭极与喜，笑哭之后，莫即与乳。

《大全》云：大人与小儿嘻戏，捏其腮颊，则令小人淌口水。

《育婴家秘》云：小儿神气衰弱，勿见非常之物，或见未识之人，或闻鸡鸣犬吠，或见牛马禽兽嬉戏惊吓，或闻人之叫呼，雷霆铳爆之声，未有不惊动者也，易成客忤惊痫之病。盖心藏神，惊则伤神，肾藏志，恐则失志。大人皆然，小儿为甚。凡小儿嬉戏，不可妄指他物作虫作蛇，以吓止之，小儿啼哭，不可令人装扮欺诈，以止其啼，使神志昏乱，心小胆怯，成客忤也。

又云：小儿玩弄嬉戏，常在目前之物，不可强夺，去之则令生怒，但勿令弄刀剑，衔铜钱，近水火，入庙堂，见鬼神耳。

田氏曰：小儿过暖生热，热极生风，提抱生痫，喂饲生癖，最宜慎之。

《养子真诀》云：乳子须调护，看承莫纵弛，乳多终损胃，食旧即伤脾，衾厚非为益，衣单正所宜，无风频见日，寒暑顺天时。

《生生编》云：小儿不可就瓢及瓶中饮水，否则令儿言语多讷。

《冯氏锦囊》云：凡母抱儿，切勿哭泣，泪入儿眼，令儿眼枯。

《育婴家秘》云：小儿能言，必教之以正言，如鄙俚之言，勿语也。能食则教之恭敬，如亵慢之习，勿作也。能坐能行，则扶持之，勿使倾跌也。宗族乡党之人，则教以亲疏尊卑，长幼之分，勿使谍嫚[①]也。言语问答，教以诚实，勿使欺妄也。宾客往来，教以拜揖迎送，勿使退避也。衣服器用，五谷六畜之类，遇物则教之，使其知之也，或教以数目，或教以方隅，或教以岁月时日之类，如此则不但无疾，而知识亦早矣。

---

① 谍嫚：谍，啰唆，语言烦琐。嫚，轻视，侮辱。

慎疾法

钱氏曰：小儿气血未充，而一生盛衰之基，全在幼时培养之得失，故饮食宜调，寒温宜适。若在期内，断然生不得病，须知小孩身体微弱，脏腑柔脆，岂堪先以疾害，摧其生机，继以药困，复遭屠毒，精神暗耗，戕贼早岁，能保长生乎。

《疾呼录》云：小儿无病，切忌服药，否则遇疾无效。

张景岳曰：小儿偶因寒热不调，柔弱肌腠，最易感冒发热，不必用药，但于熟睡之时，夏以单被，冬以绵被，蒙头松盖，勿壅其鼻，但以稍暖为度，使其鼻息出入，皆此暖气，少顷则微汗津津，务令上下稍透，则表里通达，而热自退矣。若寒天，衣被冷冽，汗不易得，则轻搂着身，赤体相贴而上覆其面，则无有不汗出者，此至妙之法，百发百中者也。若寒邪甚者，两三微汗之，无有不愈。此法行于寅卯之时，则汗易出而效尤速。

张涣曰：乳母须每日三时，摸儿顶后风池，若壮热者，即须熨之，使微汗而愈。谚云：戒养小儿，谨护风池。风池在颈项筋两辕之边。

《保婴撮要》云：幼科有拿掐法，乃按摩之变也。小儿未周岁，难以药饵，治诚宜之。然可以治外邪而不能治内病也。可以治小病及气实者，如大病气虚者，用之无益也。为父母者宜知之。

《指南》云：小儿诸病，如发热无汗、烦躁、神昏谵语之顷，或战汗大汗将止之时，或呕吐泄泻之后，或痉厥渐苏，或便久闭而适然大便，或灌药之后，斯时正元气与病邪交战之际，若能养得元气一分，即退一分病邪。此际小儿必有昏昏欲睡，懒于言语，气怯神弱，身不转动之状，此正当养其元神，冀其邪退正复，乃病家父母，偏于此际张惶惊恐，因其不语而呼之唤之，因其鼾睡而频叫醒之，因其不动而摇之拍之，或因微有昏谵而必详诘之，或急欲以汤饮进之，或屡问其痛痒之处，哓哓不已，使其无片刻安宁，如此必变轻为重，变重为死矣。更有豪富之家延医多人，房中聚集者多人，或互谈病情病状，夜则多燃灯烛以照之，或对之哭泣不已，或信巫不信医，祈祷叠兴，举家纷扰，此非爱之，实以杀之也。

《活幼刍言》云：小儿有疾，口不能言，脉无可诊，名曰哑科。医者不可不究其病源，而主家亦须详审而明言之，愚者拱默而令医师切脉，以试其知病否，是以儿命为鹄也。孙真人云：未诊先问，最为有准。苏东坡云：只图愈疾，不欲困医。徐氏曰：小儿致疾之由，有婢媪明知而不敢言者，当委曲善询之，若加以声色，是缄其口也，旨哉斯言。

《医学源流》论种痘云：种痘之法，此仙传也。有九善焉：凡物欲其聚，惟痘不欲其聚，痘未出而强之出，则毒不聚，一也。凡物欲其多，痘欲其少，强之出必少，二也。凡物欲其大，痘欲其小，强之出必小，三也。不感时痘之戾气，四也。择天地温和之日，五也。择小儿无他病之时，六也。其痘苗皆取种出无毒之善种，七也。凡痘必浆成十分，而后毒不陷，种痘之浆，五分以上即无害，八也。凡痘必十二朝成靥，并有延至一月者，种痘则九朝已回，九也。其有种而死者，深用悔恨，不知种而死者，则自出断无不死之理，不必悔也。至于种出危险之痘，或生痘毒，此则医家不能用药之故，种痘之人更能略知治痘之法，则尤为十全矣。

《种痘诀》云：夫痘者，胎毒也，根于先天，发于时气，内外合邪，两难分解，吉少凶多，天生天杀，无可如何。自有种痘之法，去险履平，避危就安，有参赞化育之功焉。以苗引毒，同气氤氲。盖发于小儿安宁无病之时，外无客邪鼓动血气，内无积滞壅闭经络，可免痒塌闷乱之虞，且正气内守，稍干禁忌，尚无妨碍，脱痂绝无瘢痕，口鼻亦无残废，诚神功也，亦仁术也。其法有水种、旱种、衣种、浆种之异，惟水种最属平稳。其法择上等痘痂和水研细，新绵湿裹，分男左女右纳儿鼻孔，时时看守，倘小儿用手拈出或被嚏出，急将苗塞鼻内，不可稍缓，恐泄苗气。下苗后，以六个时辰为度，然后取出，如天气尚寒，多留数刻，若时令已暖，少留数刻，要在临时斟酌，苗顺亦顺。医者之选苗最为第一要着，而尤贵得时则种，春季为上，秋冬两季次之，夏季断不可种。即可种之时，亦有不可种者，如春应温而反寒，夏应热而反凉，秋应凉而反热，冬应寒而反温。是皆天时不正之厉气，小儿调理未遑，敢言种痘乎？又值正痘初行，疫邪方炽之时，尤当避其锐气，必当俟大势稍平，时气就和，再为议种，方保万全。若既种之后，忽尔寒暄，此则所遇不齐，偶尔变气，出于意外，是在保护者之谨之又谨，以保无虞。种痘之期，下苗后，大约七日始发热，发热三日而见点，见点三日而出齐，出齐三日而灌浆，浆足三日而回水结痂，而大功成矣。或因苗气透泄，或因儿体壮实，艰于传进，胎毒深邃，不能引出，竟不发者有之，当逾十一日为度，然后细察天时之顺、儿体之实，再为补种亦可。然补种究非全策，不可孟浪也。即初次下苗，亦当细审，凡小儿气血冲和，脏腑均平，内无痰热食积所伤，外无六淫之气相侵者，方可如法种之。若病后之儿，及颜色太娇、骨干太弱、肌理太疏者，皆未可轻试。种痘以七日为期，五脏传遍，始发热者常也。即迟至九日、十一日而发者，亦无足怪。若发热于五日以前，此时苗气尚未传到，毒何由而发耶？必因种后适逢天行时气，小儿感染而成，乃自出之正痘，非苗气引出之种痘，是又不可不知，或顺或逆，岂可过责医家乎？至于保护之法，不可因种痘而忽之。倘儿之父母行事疏忽，不知调摄，不守禁忌，不信医药，过于溺爱骄纵者，能无意外之变欤？

《调摄法》云：出痘以调摄为第一义，自始至终不可稍忽。要不过避风寒，慎饮食而已。天气严寒，覆盖宜温暖，勿使受寒，恐被寒气所触，则痘不得出，亦不可重茵叠被，使热气壅滞，致痘不宣发。天气温暖，覆盖宜适中，恐客热与毒相并，致增烦热，亦不可轻易着单露体，使寒气外侵，阻遏生发之气，此寒热所以贵得其平也。人之气血，必借饮食生化，痘之始终，全赖乎此。若饮食亏少，气血何所资助乎？但不可过甚，若过饮则饮停不化津液，若过食则食滞必生痰热，所以吮乳之儿不多乳、不缺乳，能食之儿勿餐辛热炙煿，勿啖黏硬生冷，勿恣意茶汤，勿使饮凉浆，食不过饱，亦不过饥，此饮食所以贵得其平也。至于寒热饮食之外，凡举止动作既不可任意骄纵，亦不可过于拂逆，惟在调摄之人，耐其性情，自见苗以至落痂之后，兢兢业业，善为保护，始保万全。

《禁忌诀》云：出痘之家，房中最宜洁净，切忌冲犯，最喜明亮，不可幽暗，择老成耐事之人，屡经过小儿出痘者，令其调护，不离左右，一切禁忌，俱当遵守，勿詈骂怒呼，勿言语惊慌，勿对梳头，勿对搔痒，勿对饮食，勿对嗜酒，勿对歌乐。凡房内淫液气、妇人经候气、腋下狐臭气、行远劳汗气、沟渠粪秽气、诸疮腥臭气、砒硫蚊烟气、误烧头发气、吹灭灯烛气、误烧鱼骨气、葱蒜韭薤气、煎炒油烟气、醉酒荤腥气、冰麝窜烈气，均须避之，或烧辟邪丹，或干红枣、黄熟香以解之。若苍术之气，则太峻也，其无可解者。其无可解者，父母不忌房室，犯之，儿痘必变轻为重，更当嘱左右之人，倘值迅雷、烈风、暴雨之变，及锣钹金器之声，大宜安定，不使儿惊，其帏帐宜谨，盖覆宜密，切勿暴动生风，再令人谨守其门，不许生人往来，不许僧道、师巫、孝服之人入室。至于痘儿，勿令洗面，恐生水损眼，眼鼻勿动其痂，则无眼吊鼻齆之患，行坐勿令太早，免致腰酸脚痛之虞，能食者与鲫鱼、白鲞之属，切不可与生冷、瓜柿、梨橘、韭蒜、醋酱、糍粽、鸡鹅、椒姜、辛辣等物。鸡子害目，不可食。百日之内，若饮酒食糟，虽少，必成赤鼻。以上禁忌，一切谨守则吉，稍有疏忽，每至败事。

《可种诀》云：小儿面部红润，精彩明亮，透达印堂、山根、年寿，眼下、口角无青暗之色，两眼黑白分明，瞻视平正，愈看愈有神气精光，囟不陷不填，头不解颅，鼻孔不小，气清不浊，声音清亮，天柱骨正，颈不歪斜，骨肉相称，又宜紧束，肥不见肉，瘦不露骨，小便远而长，肾囊小，微带紫黑色，如荔枝壳，身无癥癖疮疥，项无结核，腹无积聚，形气充实，精神强健，脏腑调顺，脉息和平，以上皆可种。

《不可种诀》云：小儿面色青白或黧黑痿黄，无喜色，无精彩，两目黑多白少，白暗带青色，视瞻歪斜，暗昧无神，囟陷囟填，解颅，囟不合，五软五硬，龟胸、龟背、鹤膝、鼻孔小，气浊，声音不亮不长，肉不束骨松如发面样，身体瘦无腘肉，身有癥癖疮疥，腹有疳积，项有结核，病后元气未复，素有惊痫之症，失乳之后，气血不足，脾胃虚弱，精神倦怠，脉不和平，以上皆不可种。

《疹家精义》云：疹之与痘，原非一种，虽痘之变态多端，而疹之收敛稍易，然疹之甚者，其势凶危亦不减于痘。最为可畏。盖疹亦胎毒蕴于脾肺，故发于皮毛肌肉之间，一时传染，大小相似，则未有不由于天行疬气而发者，此其源虽内发，而证多属表，总由君相二火燔灼太阴，而脾肺受之。故其为证，初热一日，至次日鸡鸣时其热即止，只存五心微热，渐见咳嗽，鼻流清涕，或腹中作痛，饮食渐减，到申酉之间，其热复来，如此者四日，用手满按发隙处甚热，其面上热稍减二三分，咳嗽连声，面燥腮赤，眼中多泪，喷嚏频发，或忽然鼻中出血，至五日其热不分昼夜，六日早时其疹出在两颊下，细细红点，至午时两手背并腰下及浑身密密俱有红点，轻者三日，重者或五日或七日，普遍焮发。其鼻中清涕不流，喷嚏亦不行，两颊颜色渐淡，此出疹之期也。凡疹初热，疑似之间，切不可轻易用药，总有他证。必待五日腮下见疹，方可药之。其调摄之法亦与痘等，切勿忽视。虽云疹喜清凉而恶湿，痘喜温暖而恶凉，然疹子初出之时亦须和暖，则易透发。盖疹子只怕不能得出，若出尽则毒便解，故发疹红影出于肌肤，切戒风寒生冷，如一犯之，则皮肤闭密，毒气壅滞，遂变浑身青紫而毒反内攻，烦躁腹痛，气喘闷乱诸证，欲出不出，危亡立至，较痘尤凶尤速也。出疹有五六日不饮食，此胃为邪气所侵，亦为邪气所养，故不食亦不妨。疹已出尽，即思饮食，不可与面食，虽粥饮亦须自少渐加，总宜食淡，不可纵口。凡辛辣厚味，助火酸收之物，咸须禁食，如酸醋、胡椒、猪肉、核桃、梅、杏、樱桃、梨、柿、荸荠之类，若误犯之，则伏匿焦紫，喘胀声喑，而难救矣。即疹出尽后，两月之内，若误食鸡鱼，则终身皮肤粟起，如鸡皮之状，或遇天行出疹之时，又令重出；误食猪肉，则每岁凡遇出疹之月，多有下痢；误食盐、酸，致令咳嗽；误食五辛之属，则不时多生惊热；误食砂糖，多发疳蚀；误食酒糟，必成赤鼻。必须一一谨守，庶无终身之患。疹之名目不一，在江苏曰沙子，在浙江曰醋子，在江西湖广曰麻，在山陕曰肤疮、曰糠疮、曰赤疮，在直隶曰疹子。名虽不同，其证则一。但疹在痘前者，痘后必复出，惟痘后出者，方为结局耳。凡疹后余火刑肺，微微咳嗽，必须医疹，延之变症堪虞。

吴氏曰：急惊之症，搐搦反张，头摇目窜，唇动牙咬，壮热痰潮，神昏便秘是也。当其搦搐反张之时，切忌把其手足，扳其身躯，若强力持之，致风气流入筋络，以致俯仰拘牵，虽生已成残废。当其动作之际，置一竹簟，铺之平地，使儿卧其上，任其搐搦，风力行遍经络，势极自止也。醒后易于频发，宜慎防之。

《景岳全书》云：初生小儿以手捻其头，摸其颐额，不作声者为无病。纵有病，以手指探其口，虽发声而从容咂指者，其病轻。若即发声，不咂指者，面色或青红兼紫者，此落地受寒甚也，其病重。若牙关紧闭，不纳乳，或硬而不软，其病极重也。

巢氏云：小儿在母腹中，乃生骨气，五脏六腑，成而未全，自生之后，即长骨脉、五脏六腑之神智也。变者，易也。自已生三日后，三十二日一变，亦曰一蒸。即觉情性有异于前者，何也？长生脏腑智意故也。先儒又谓小儿纯阳，三十二日一变，六十四日一蒸，每逢变蒸则心热意懒，偶触风寒，则发热等症作矣，甚则惊风立至。盖此时尤宜谨慎感冒，变蒸每挟外邪而易起，外邪或因变蒸而易乘。薛立斋曰：变者，上气；蒸者，发热也。轻则体热虚惊，耳冷微汗，唇生白泡，三日可愈。重则寒热脉乱，腹痛啼叫，不能乳，令食即吐呢，五日可愈。此证小儿所不免者，虽勿药可也。若不热不惊，略无证候而暗变者，盖受胎气壮实故也。张景岳曰：蒸变，古无其说，创于西晋王叔和，继于隋唐，繁于今日。但余尝见儿有保护得宜，至长无病，岂此子独不蒸变乎？又何以前月病为蒸变，而此月不病，何一孩而先后不同乎？又有暗变之说，更渺茫不足信。总之，小儿或发热，或吐泄，凡属违和，不由外感，必因内伤，不过将息失宜之故。但宜谨于平时，不可惑于蒸变之说，而忘致病之由也。

《金鉴》云：小儿足胫冷，腹虚胀，粪色青，吐乳食，眼珠青，面青白，少神，声音弱，脉沉微者，内已虚寒，忌投凉药。若足胫热，两腮红，大便闭，小便黄赤，口渴痰稠，气粗声壮，脉紧数者，乃为热症，忌投温热药。按：小儿门乳前用蝼蛳七个，雄黄少许，捣极烂，涂囟门穴，以纸封盖，任其自落，可以保至长不生疮疖。

卷之上终

卷之下

胎疾类

初生不啼

或气闭不通，或难产劳伤胎气，或天时寒冷所致，谓之梦生。

《心鉴》云：切不可断脐，以棉衣包儿，离胞寸许，用苎麻扎紧脐带，将纸条蘸麻油点火，于脐带上缓缓熏烧，俟暖气入脐，气回能啼，方可断也。

又云：将陈蕲艾灸脐带上，暖气透腹即生。

《尊生书》云：用暖脐法，气已入腹，取一猫，用青布裹头目，令一伶俐妇人拿住猫头向儿耳边，以口咬破猫耳，猫大叫一声，儿即醒矣。

《外台秘要》云：由于难产少气也。取脐带向身，却捋之，令气入腹，仍以本生父母真气度之。

《事急方》：有因口噤不能出声者，急看儿口内上腭、齿龈、舌上下，如法刺之，刮之令净。其详见上卷挑口法。

《三因方》云：以葱白细鞭背上，即啼。此法似不如葱汤洗其腹，就以熟葱熨其背也。

《大生要旨》云：有因肛门为脂膜所塞，闭住儿气，故不能出声者，以金银玉簪脚，轻轻透破脂膜，即能出声。以油纸捻套住，免其再合，参看肛门内合条。

初生无皮

胎中热毒也。其症有三，审因而治之。

清凉膏，治父母霉毒遗害，儿上半身或下半身赤烂，甚至紫黑者，或非因霉毒，由胎中蕴热所致者，敷之皆效。石灰四两，未经水湿成块者用水泡之，没指半许，露一宿，面有浮起如云片者，轻轻取之，微带清水，视其多寡，对小磨香油，亦如之，顺搅成膏为度，用鹅翎搽之。

鹅黄散，生黄柏、熟石膏各等分，研细末，加珍珠粉尤效。湿则干掺，干则用猪胆汁调敷。

米粉扑法，治月分不足，周身浸渍，红嫩而光，亦有面白肢冷，不焮赤者，早稻白米研细粉，时时扑之。

生肌散，人参、黄芪、珍珠粉各等分，时时扑之。

伏龙肝散，以伏龙肝研细末，鸡子白调搽之。

《本草》方治母处高楼，不沾地气所致者，车辖上土，研细扑之，或用净黄土和黄柏敷之，或掘土坑卧，宿即生皮。

《医通》方，夏月卧儿水芭蕉叶上。

不乳

儿初生即不吮乳，细看儿口中，照挑口法治之，再议与药。

《慎斋》方治牙关不开，不吮乳者，其嚎在齿根也。南星，炙，研，片脑少许，二味和匀，指染姜汁、柏叶汁和药，擦牙根即开，如不效，用《秘方》吹鼻法。

《圣惠方》治能吮乳而不能咽者，其嚛在咽中也。水银米粒大与之，咽下即愈。按：此方不可轻用。

又方，葛蔓烧灰一字，和乳点之即瘥。

《即得方》治儿腹中胎粪未下，腹满气促，呕吐不乳，汞粉五分，研细，蜜少许，温水调化，徐徐与之。按：此方不可轻用。

青蒿丸。见大治方内。

《良方》，小儿热毒内闭，数日不乳，用活蚌剖开，取水，三四茶匙服之。取蚌水法见重腭。

陈文中方，治儿母过食寒凉，胎受其气，令儿腹痛多啼，面色青白，丁香十枚，陈皮去白一钱，乳汁一盏，石器煎一二十沸，细细与服。

目不开

胎中热毒蕴于儿脾，眼胞属脾，其脉络紧束，故不能开也。

《心鉴方》，熊胆、黄连各少许，滚汤淬洗，一日七八次。如无熊胆，将黑羊胆、青鱼胆代。

又方，川芎、薄荷、朴硝各一钱，为细末，以少许吹鼻中。

《活幼心书》，甘草一截，以猪胆汁炙透，研为末，每用米泔水调少许灌之。

生地黄汤，干地黄、赤芍、当归、瓜蒌根各一钱，川芎、甘草各五分，灯心三十寸，煎汤与儿服之。

又方，治目不开或出血，苍术二钱，入猪胆汁中扎煮，将药气熏眼，后更嚼汁与服。

丹溪方，以灯心、黄连、秦皮、木贼、红枣各五钱，水一盏，煎，澄清，频洗而开。

吐不止

初生吐不止，古法皆谓秽恶下咽，用镇坠之品，恐非脏腑柔嫩者所宜，受病之源非一，当审其因以治之。

《大全方》治咽秽，腹满而痛者，莪术少许，盐一绿豆大，以人乳一合，煎三五沸，去滓，入牛黄两粟大，服之甚效。

《医药入门》，黄连、枳壳、赤茯苓等分为末，乳汁调，灌之。又方，木瓜、生姜，煎汤灌之。

汤氏方，治触冒风邪，鼻塞多啼者，全葱白三枚，紫苏茎一钱，生姜一大片，人乳两合，煎沸，去滓饮之。

黄连二陈汤，治胎前受热，面黄赤，手足温，口吐黄涎酸黏者，制半夏、陈皮、茯苓各等分，甘草、黄连各三分，加生姜，水煎服。

《圣惠方》，田中地龙粪一两，研末，空心以米汤下之，三服效。加木香三钱，大黄五钱，尤验。按：木香酌减，大黄尤宜慎。

陈文中方，治胎前受寒，面清白，四肢冷，口吐清稀白沫者。方见不乳。

《得效方》治乳积吐，用大麦芽五钱，生姜一片，人乳煎沸，饮之。

烧针丸，治吐乳痰壅者，用黄丹研末，小枣和丸，如芡实大，针签于灯上烧过，研细末，乳汁调服。一方加朱砂、枯矾等分。

不小便

胎受热毒之气流于下也，内服外敷，小便自通。若生而脐腹肿胀，脐四旁有青黑色，撮口者，不治。

豆豉膏，豆豉一勺，田螺十九个，葱一大束，同捣烂，用水芭蕉汁，敷脐上，或将陈大麦芒一掬，煎汤饮之。按：麦芒须滤净。

蒜螺敷法，兼治水肿臌胀。大田螺四个，大蒜五个，车前子二三钱，麝香少许，前三味同研，后入麝香，再研为饼，每用一个贴脐中，将膏药护之半日许，服白马通一大杯，立通。

又方，白凤仙连根带叶熬水，乘热浸洗外肾两胯，立通。

单方，葱连须一大束，捣烂，加麝香少许，分作二包，更换熨脐下。

加味导赤散，细生地黄三钱，细木通一钱，生甘草三分，黄连三分，飞滑石二钱，赤茯苓二钱，淡竹叶廿张，灯心五十寸，水煎服之。按：分两宜酌减。

《慎斋全书》，兼治不乳，葱白切四片，乳汁半杯，瓦器内同煎沸，分四服饮之。

又方，地龙数条去泥，和蜜研，敷阴茎上，内用蚕退纸烧灰，入朱砂、龙脑、麝香各一分，共研细末，用麦冬灯心汤食前调服。按：分两宜酌减。

《全幼心鉴》，车前子捣汁，入蜜少许，灌之。屋水车缺内鲜车前子尤效。

又方，雄黄、牛尿滴毛数十根，煎汤一杯，饮之。

《药性论》，安盐少许于脐中，以艾灸之。

雷公方。见脐突。

不大便

儿生三四日不大便者，名曰锁肚，乃胎中受辛热之毒，气滞不通也。其儿必面赤腹胀，不乳多啼，急用口㗜法，再议与药。

口㗜法，令妇人以温水漱口，㗜儿前后心、手足心并脐，共七处，每处㗜三次，以得见红色为度。

熨脐法，用连根葱一茎，生姜一块，淡豆豉二十粒，盐一小匙，同研烂，捏作饼子，贴脐中，烘热熨之，用绢扎定，良久气透自通。

田氏方，先以硬葱纤入肛门内，如不下，用朱砂水飞、南星炮、巴豆霜各等分，共为糊丸，黍米大，薄荷煎汤，灌下三丸。

《心鉴方》，枳壳，煨，去穰，三钱，甘草梢一钱，以水煎服。

《必效方》治大小便不通，腹胀欲死，急用白颈蚯蚓捣烂，敷腹上，空脐孔不敷，半时许，取白马屎和水绞取汁，灌之立通。

青蒿丸。见大治方内。
《备验方》。见脐风。

大小便不通

胎中热毒之甚也，急用前口㗜五心脐下法，若延至七日，不治。

《外台秘要》，猪苓一两，以水少许煮鸡屎白一钱，调服。亦治小便不通。

《经验方》，真麻油一两，皮硝少许，同煎滚，冷定，徐徐灌之。

又方，轻粉三分，蜜少许，温水化开，时与少许。亦治大便不通。

《立效方》，大黄酒浸，郁李仁去皮研，各一钱，滑石末一两，捣和丸黍米大，日服五丸，开水下。亦治大便不通。

青蒿丸。

紫霜丸。俱见大治方内。

以上三症，诸方参看择用。

肛门内合

其症有二，或因热毒太盛，壅结肛门，谷道有孔者，急服黑白散，外以手轻轻拍之；或为脂膜遮瞒，无隙可通者，先以铅刀或金玉簪刺破脂膜，急以油纸捻插入隔之，不令再合，或纳苏合丸导之。

黑白散。

苏合丸。俱见大治方内。

预防口噤、撮口、脐风三症，及治之宜急论

小儿初生三急症，曰口噤，曰撮口，曰脐风，皆恶候也。症虽有三，病源则一。此症发于一腊之内者，方书虽有治疗之

法，究竟百无一生，其致病之由总在于脐。脐者，在两肾之间，与命门相通，乃人之根蒂也。冲、任、胃脉皆起于脐下，任脉自中而上，至于人中，与肾脉合；冲脉二道，夹任脉而上，散于舌下，与脾脉合；胃脉二道，又夹任脉而上，入于龈中，上下往来，如环无端。小儿初生，三脉方具，而脐为三脉之门户，干系尤重，所以断脐之时，不可不慎，或剪脐带太短，或结缚不固，致外风侵于脐中，或用铁器断脐，为冷气所侵，或浴时牵动，水湿灌入生疮，客气乘虚而入，内伤于肾，肾传肝，肝传心，心传脾，脾传肺，肺蕴蓄其毒，发为脐风等症。面赤啼哭者，心病也；手足微搐者，肝病也；唇青口撮，痰涎壅塞者，脾病也；牙关紧闭者，肾病也；啼声不出者，肺病也。五症之中，略见一二症者，病犹可治，悉见，万无活理。若能预防于未发之时，急治于将发之际，尚可挽回万一。凡小儿堕地，视其脐带软者，无病，如脐带硬直者，即有脐风也。或浴后绷裹停当，即喷嚏连连者，或脐下发出青筋，或赤筋一道上行者，或大便热者，一有见端，即为将发之候，急抱儿向明处，视其口中或上腭有泡，或齿根有白点，或有黄筋，或舌上白屑堆聚，或舌下膜如榴子，急遵挑口法详见上卷刺之刮之，拭之涂之，再视儿脐下，逆上之筋必生两岔，于岔行尽头处，安艾灸三壮，以截上攻之路，更灸中脘三壮中脘穴，在脐上三寸，寸以儿左手中指屈曲节尽处为度，再灸然谷穴三壮穴在内踝前起大骨下陷中，针入三分，不宜见血，或再于承浆穴在下唇棱下陷中、颊车穴在耳下颊骨端各灸三壮，以泄其毒发之标。此皆古人预防急治之良法也。若不知早为之计，病变已重而药之，鲜克有济矣。为儿父母者，可不慎之于始哉！

噤口

其候舌上生疮如黍米状，啼声渐小，口吐白沫，牙关紧急，吮乳不得，由胎热内蕴，风寒外袭故也。见于七日及一月之内曰噤口，见于百晬之内、百二十日之后者曰噤风，风噤，其实一也。

《秘方》**擦牙散**，生南星二钱，去皮脐，龙脑少许，研为极细末，用指蘸合生姜汁，放大牙根上擦之，如不开者，将药调如稀糊，含在不病人口中，用通心笔管，插入小儿鼻孔，用气将药极力吹入，其关立时即开，此法有通仙之妙，不可不知。

《本草纲目》方，天南星一枚，煨熟，纸裹斜包，剪一孔透气于口中，牙关自开。

搐鼻法，郁金、藜芦、瓜蒂各等分为末，搐鼻中。

《圣惠方》，直僵蚕二条，去丝嘴，略炒为末，蜜调敷唇中。

辰砂全蝎散，辰砂五分，飞，全蝎二枚，去毒，龙脑、麝香、硼砂各一分，为细末，唾调，搽唇里及齿上。

《圣济总录》，取白牛粪涂口中。

《外台秘要》，取东行牛口中涎沫，涂口中及颐上。

《圣惠方》，牛口中咬草，绞汁灌之。

又方，大蜘蛛一枚，去足，炙焦，研末，入猪乳一合和匀，分作三服，徐徐灌之。

《圣济总录》，牛黄一字许，为末，淡竹沥调灌之，更以猪乳滴之，尤妙。

《千金方》，鸡屎白如枣大，棉裹，以水一合煎，分二服。一方，酒研，灌之。

又方，雀屎，水丸麻子大，饮下二丸。

又方，以猪乳饮之。

撮口

口撮如囊也，不乳啼低，舌强唇青，面黄赤色，气高痰盛，乃心脾之热受自胎中也，若是二便秘结，手足抽搐厥冷者，不治。

五通膏，生地黄、老生姜、葱白、莱菔子、活田螺肉各等分，共捣烂，敷脐四围一指厚，抱住久之，屁泄而愈。兼治脐风、噤口。

《圣惠方》，小儿撮口，看舌上有疮如粟米大，以指甲刮破，取蜈蚣捣汁敷之，如无生者，干者亦可用，仍以厚衣包裹，纳母怀中，取大汗出而愈。兼治脐风。

辰砂僵蚕散，辰砂水飞，五分，僵蚕一钱，去丝嘴，炒，蛇脱皮一钱，炒，麝香五分，共为末，蜜调敷口中。

《备验方》，蝉蜕二十枚，去头足，全蝎七枚，去毒，为细末，入轻粉少许，和研，乳汁调服。兼治噤口。

《圣惠方》，取蠡鱼研末，每以少许涂乳，令儿吮之。

又方兼治脐风、撮口，取鼠妇虫，捣汁，灌之。按：《纲目》曰：湿生虫，俗名地鸡，地虱者，像形也。

《本草纲目》治撮口，用蜗牛五枚即负壳蜒蚰也，去壳，研汁，涂口中。兼治脐风。

《慎斋全书》治撮口，用全蝎廿一个，酒涂，炙为末，加入麝少许，金银花汤调服半匙。兼治脐风。

《子母秘录》，用夜合花枝煎浓汁，拭口中，并洗之。

《普济方》，以初生豆芽，研烂绞汁如乳，灌少许。

《永类钤方》，生川乌尖三枚，全足蜈蚣半条，酒浸，炙，入麝香少许，共为末，以少许吹鼻取嚏，仍以薄荷汤灌一字。兼治脐风。

《金匮玉函》，用生甘草二钱五分，水一盏，煎六分，温服，令吐痰涎，后以乳汁点儿口中。

《简便方》，艾叶烧灰填脐中，以帛缚定，隔蒜灸之，候口中有艾气，可愈。兼治脐风、噤口。

钱氏方治撮口，出白沫，以艾灸口之上下四壮，鲫鱼，烧，研，酒调少许，灌之，仍掐儿手足。

又方，先灸儿两乳中三壮，后以黑驴乳一合，以东引槐枝十根，三寸长，火煨一头，出水拭净，浸乳中，取乳滴儿口内。

《医通》方，急于囟门灸七壮，灸之不哭，吊睛吐沫者不治。

脐风

脐者，小儿之命蒂也，穴近三阴，喜温恶凉，喜干恶湿，如断脐不知慎重，为水湿风冷之气所伤，致儿七日之内腹胀脐突，啼不吮乳，四肢柔直，痰壅气塞，或面青吐沫，若兼口噤撮口，抽搐不止者，神丹莫疗也。

预治方，小儿脐风、噤口、撮口等症，其毒先现口中，用刮口法毕，以黄连半钱，豆豉二十四粒，甘草三寸，葱白头三寸，用童子小便煎，绵蘸拭口中。

驱风散，治儿腹胀脐肿，啼不吮乳，此脐风将发之候也，急以此方治之。用苏叶、防风、陈皮、姜炒厚朴、面炒枳壳、煨木香、僵蚕去丝嘴，酒炒，钩藤钩、甘草各等分，加生姜，水煎服。

稀涎散，治脐风已成，用此方以吐风痰，蝎尾、铜青各半钱，朱砂一钱，腻粉一字，麝香少许，共为末，每服一字，茶清调下。

荡脐法，麝香五分，置脐上，浮萍草不拘多少，用热水蘸半熟，盖麝香上，又用盐半斤炒热，分两袋，荡于脐上，冷更换一袋，如此一顿饭久即愈。

《尊生书》，蜈蚣一条，蝎梢四尾，僵蚕七个，瞿麦五分，研细末，吹入鼻内，候喷嚏啼哭为可医，随用薄荷汤调末服。

《圣惠方》，用天浆子一枚，按：此虫多生石榴树上，其背毛螫人，俗呼刺毛。僵蚕一枚，炒腻粉少许，研匀，以薄荷自然汁灌之，取下毒物，名曰白龙膏。

辰砂膏，辰砂三钱，牙硝、硼砂各一钱五分，全蝎一钱，珍珠一钱，麝香三分，元明粉一钱五分，共为细末，蜜研膏，涂乳头上，令儿吮之。兼治噤口、撮口、惊搐。

《备验方》，巴豆一粒，不去油，研烂，透明雄黄一钱，研末，和匀，每用三厘新汲井水调服，下喉觉胸腹中有响声，大便下痰即愈。兼治锁肚。

邓华峰《杂兴方》，用壁虎后半截焙为末，男用女乳，女用男乳，调匀，入稀鸡屎少许，掺舌根及牙关，仍以手蘸，摩儿胸腹，取汗出，甚妙。

青蒿虫丸。

紫霜丸。俱见大治方内。

以上治脐风、噤口、撮口各方，通治三症者居多，互参采用可也。三症必先用挑口法已，然后药之。

脐湿

或因包裹不慎，或因浴水入脐，或因尿湿浸脐，以致脐肿浸渍不干，曰脐湿，不治恐成脐疮、脐风。

掺脐散，枯矾、龙骨，煅，各二钱，麝香少许，共为末，干掺脐中。

又方，红绵灰、黄牛粪灰、干胭脂、龙骨、发灰各五分，共为细末。湿，干掺；干，清油调敷。

又方，当归头、绛帛或旧锦烧灰、胡粉各一钱，共为细末，入麝香少许，同研，干掺脐中。

柏墨散，黄柏、釜下墨、乱发灰各等分，共为细末，每用少许敷之。

胡粉散，胡粉、干姜烧灰，白石脂，烧，存性，各等分，共为细末，时时敷脐中。

《颅囟经》，烧绛褐，敷之。

《圣惠方》，枯矾敷之。

又方，屋烂草为末，掺之。

《活婴方》，以瓴带烧灰敷之。

姚和仲方，用桂心炙热，熨之。

《千金方》，用猪颊骨髓十二条，杏仁半两研敷。

《圣济总录》，蝼蛄、甘草等分，炙，研为末，敷之。

《子母秘录》，蜂房烧末，敷之。

《活婴方》，取蛴螬虫研末，敷之。

《外台秘要》，龙骨煅，研末，敷之。

《备验方》，棉茧、乱发烧灰，搽之。

脐疮

脐湿成疮，甚则赤肿脓血，曰脐疮，宜速疗之，庶不致寒湿内攻也。

《心鉴方》，本儿落下脐带，锦帛裹，烧研，一钱，入当归头末，一钱，麝香少许，敷脐中。治脐湿尤效。

《圣惠方》，脐疮出脓血，海螵蛸、胭脂为末，香油调敷之。

又方，伏龙肝末敷之。

《准绳》方，枯矾、龙骨煅，各半钱，研末，敷之。

《千金方》，马苋烧，研，敷之。

《子母秘录》，脐疮不合者，黄柏末敷之。

又方，脐烂成风，以杏仁去皮，研，敷之。

《外台秘要》，蛤蟆烧灰，加牡蛎煅，等分，敷之。日三。

又方，儿脐不合，取车辖油脂，烧灰，敷之。

《活婴方》，用棉子烧灰敷之。

《肘后方》，干蛤蟆烧灰，枯矾各等分，共为末，敷之。

金黄散，用黄连、胡粉、龙骨煅，各一钱，共为细末，敷之。

异功散，龙骨煅，薄荷叶、蛇床子各二钱，轻粉五分，共为末，掺脐中。

龙骨散，龙骨、轻粉各半钱，黄连一钱，共研细，掺之。

《慎斋方》，人参末、黄牛粪灰、干胭脂各等分为末。疮湿干掺，疮干香油调敷。

脐突

脐突一症，谓断脐不如法，裹脐不致慎，而使之然者，非也。此由母惊悸郁结，或恣食热毒之物，儿受其气，腹中蕴热，无所发泄，频频伸引，呃呃作声，努气冲脐，所以脐突，肿赤虚大可畏，此症忌敷寒药，恐寒凝热毒，反为害也。若由啼哭太过，中气努出者十居七八，不必治，渐自收。

二豆散，赤小豆，不去皮，豆豉，天南星，去皮脐，白蔹各一钱，共为末，用五分水芭蕉汁调敷脐四旁，日二次。

葱贴法，先以荆芥汤洗之，再以葱叶火上微炙，放地下出火气，以指甲刮薄，搭放突处即消。

《圣惠方》，胡椒、木鳖子仁各等分为末，和杵，丸如绿豆大，每服二三十丸，荆芥汤下。

《雷公方》，白茯苓、车前子各一钱，陈皮、通草各二钱，生甘草梢二分，水煎服。兼治小便不通。

脐血

儿初生多啼叫，致脐出血者。

《准绳》方，白石脂，炒，研细末，干掺之，不可剥揭，俟其自落。

天钓

胎热蕴于心脾，加以外夹风邪，内热不得发越而成，其症壮热痰壅，惊悸抽搐，眼睛上翻，泪出不流，症似惊风，但目多仰视为辨。

《直指方》治目久不下，眼见白睛，角弓反张，声不出者，用大蜈蚣一条，竹刀批开，记定左右，去头、足，酥炙，又以麝香一钱，研末包定，每用左边者吹左鼻，右边者吹右鼻，各少许，不可过多，若眼未下，再吹些，须眼下乃止。

《圣济总录》，乌头生用，去皮、脐，芸薹子各二钱，共为末，每用一钱，新汲水调，敷儿顶上。

《卫生简易方》，用金牛儿即蝉脱也以浆水煮一日，晒干为末，每日用一字，冷水调下。

《圣惠方》，用壁鱼儿即蠹鱼也干者十个，湿者五个，用乳汁和研，灌之。

又方，取家桑东行根，研汁服。

又方，全蝎三个，朱砂如三绿豆大，和饭为丸，酒化服。

牛黄散，牛黄二分，朱砂三分，麝香半分，天竺黄一钱，蝎梢五分，钩藤钩一钱，共为细末，新汲水下。

钩藤饮，钩藤钩三钱，全蝎五分，犀角五分，羚羊角亦可，天麻五分，生甘草二分，水煎服。

内钓

内钓者，肝脏有病，外受寒冷所致，其胸膈反张，粪青潮搐，腰曲腹痛，口吐痰沫，多啼多汗，咬乳目瞪，有类惊痫，但目有红丝血点为异。

乳香膏，乳香五分，沉香一钱，为细末，将鲜石菖蒲、钩藤钩煎汤下。

《心鉴方》，用朱砂一钱，乳香、煨蒜各一钱，为末，研，丸如黍米大，薄荷汤下二丸。

木香丸，木香、乳香、没药、茴香各五分，炒，钩藤钩二钱，全蝎一钱，先将乳香、没药研匀，后入诸药末，和毕，取大蒜少许，研细，和丸桐子大，晒干，每服两丸，钩藤汤下。

盘肠气痛

其症腰曲腹痛，肠鸣矢气，口闭足冷，下利粪青，干啼无泪，额上有汗，其致病之由，或因寒邪团[①]结于小肠，或因妊妇忧愁思郁，心气蕴结，总属寒结气滞也。

洗肚法，全葱一大束，煎汤洗其腹，就以热葱熨其脐腹间。

熨脐方。见不大便。

《直指方》，用萝卜子炒黄，研末，乳香汤服半钱。

又方，用乳香、没药等分为末，以木香磨水，煎沸，调服一钱。

《保幼大全》，莪术半两，用阿魏一钱化水，浸一日夜，焙，研，每服一字，紫苏汤下。

川楝子散，木香、小茴香，盐炒，去盐，各一钱，川楝子二钱，用巴豆二粒同炒，去巴豆不用，共研末，酒调服。

白豆蔻散，白豆蔻、砂仁、青皮、陈皮、炙甘草、香附酒炒、蓬莪术各等分，蝎尾，量加姜一片，水煎服。

此症有兼大便不通者，参用大小便不通诸方治之。

---

① 团：校本作"博"，疑作"抟"。

胎惊搐

母娠时调摄乖常，醉酒嗜欲，忿怒惊扑，母有所触，胎必感之，或外夹风邪，有伤于胎，子受母气，以致月内壮热，翻眼握拳，噤口咬牙，身腰强直，呕吐惊啼，腮缩囟开，或颊赤，或面青等候，当以疏风利惊，化痰调气主之。百日内抽搐不止者，谓之真搐，不治。其假者，因外伤风冷所致，口中气出热也，可发散而愈。

嚏惊散，生半夏末一钱，皂角末半钱，吹入鼻中少许即苏。一方加细辛、薄荷等分，名通关散，吹之不醒者，不治。

贴囟法，麝香一分，蝎尾五分，蜈蚣五分，去足，炙，牛黄三分，青黛三分，薄荷叶三分，上除牛黄，先捣蝎尾等五味，各取净末，入牛黄研细，煮红枣肉和成膏，涂贴囟上，四边略出一指，以手烘暖，频频熨之。

《斗门方》，朱砂，新汲水涂五心，最验。

邓华峰《杂兴》，芭蕉汁、薄荷汁煎匀，涂头顶，留囟门，涂四肢，留手足心勿涂。

《经验方》，全蝎一个，以薄荷四叶裹定，火上炙焦，同研为末，入朱砂、麝香少许，分作四服，麦门冬煎汤调下。

太乙散，天浆子，去壳，微炒，牛胆制南星、白附子炮，天麻、防风、茯苓各二钱，全蝎、朱砂各一钱，麝香少许，共为末，每服半钱，乳汁化下。一方，加人参一钱。

蚯蚓膏，陈京墨二钱，朱砂三钱，麝香一钱，共为末，用蚯蚓头上白浆，和药成丸，重七厘，每服一丸，用金银器烧红，淬入乳内，将乳调药服之。

《圣惠方》，五月内柳树上蝉，去翅足，炙，三分，赤芍药三分，黄芩二分，水二盏煎一盏，温服三四次。

《直指方》，兼治胎痫。琥珀、防风各一钱，朱砂五分，为末，猪乳调一字入口中。

镇惊散，朱砂研细，入牛黄少许，猪乳调稀，抹儿口中。

《备验方》治胎搐，因外感风冷所成者，用葱头七枚，生姜一片，擂细，摊纸上，合置掌中令热，急贴囟门，以热手熨之，鼻利搐止。

大青膏，治胎搐因伤风得之，口中气热，呵欠烦闷，手足动摇者，天麻末一分，生白附子末一钱半，蝎尾去毒，生，末，乌梢蛇肉酒浸，焙，研，各五分，青黛一钱，朱砂、天竺黄末各三分，蜜和成膏，月中儿服绿豆大，薄荷汤下。

紫霜丸，治伤食后发搐身温，多涎多睡，不思乳食。见大治方。

保命丹。见急惊。

辰砂膏。见脐风。

加味导赤散。见不小便。

抱龙丸。见大治方。

牛黄散。见天钓。

青蒿丸。见大治方。

胎痫

此症眼直目牵，口噤流涎，腹膨搐搦，背项反张，腰脊强劲，形如死状，或一二时始醒，小儿之恶候也，受母气之偏者不治，为风邪所束者可医。

《仁斋》法，痫症方萌，耳后高骨间必有青纹，纷纷如线，见之则为爪破，须令血出啼叫，先得气通为妙。

羌活膏，用羌活、独活各五钱，天麻、全蝎、白僵蚕各二钱五分，乌蛇肉五钱，酒浸一宿，焙，麝香三分，人参去芦，二钱，随宜用，共捣罗为细末，炼蜜和膏，每服皂子大，荆芥汤化下。

天南星煎，天南星微炮，白附子、白花蛇酒浸，去皮骨，炙黄，各一两，以上捣罗为细末，用好酒两大盏慢火熬，不住手搅，以酒尽为度，次用朱砂，水飞，五钱，腻粉二钱五分，牛黄、麝香、龙脑各半钱，研细，入膏内，和如皂子大，每服一粒，竹沥化下。

《圣济录》，大石榴一枚，去顶剜空，入全蝎五枚，黄泥固济，煅，存性，取中焦者为末，每服半钱，防风汤下。

《直指方》，琥珀、朱砂各少许，全蝎一枚为末，麦冬汤调下一字。

《圣惠方》，棘枝上雀瓮，研其间虫出，取汁灌之。

圣星丹。见后痫症。

胎寒

母受寒邪或过食生冷，致儿口冷腹痛，多啼，肠鸣下利，寒慄时发，握拳曲足，因胎中受寒所致也。

白芍药汤，白芍药一钱，泽泻八分，甘草四分，薄桂三分，姜水煎，虚加人参、木香，发惊加钩藤钩。

《肘后方》治昼夜多啼，以当归末一小豆许，以乳汁灌之，日夜三四度。

《和济方》治胎寒腹痛，姜黄一钱，没药、乳香，研，去油，各二钱，为末，蜜丸芡子大，每服一二丸，钩藤汤下。

《圣惠方》治腹痛汗出，用衣中白鱼二十枚，绢包，于儿腹上回转摩之，以愈为度。

胎热

母多惊恐或食热毒之物，生后旬日之间，儿多虚痰，气急喘满，眼闭目赤，目胞浮肿，神困呵欠，吸吸作声，遍身壮热，小便赤，大便闭，时惊烦，总因胎中受热所致也。

《卫生要诀》，以葱涎入香油内，抹小儿五心、顶、背等处，善解毒凉肌。

又方，以秋梨十个取汁，熬热饮之。

《圣惠方》，瓜蒌根末，乳汁调服半钱。

《全幼心鉴》，黑豆二钱，生甘草一钱，灯心七寸，淡竹叶三片，水煎服。

钱乙方，真牛黄一豆大，入蜜调膏，乳汁化开，时时滴儿口中，形色不实者勿多服。亦治胎黄。

《育婴家秘》，黄连、炙甘草各等分为末，入朱砂少许和匀，生蜜调成剂，每取豆许纳儿口，令咽下。

地黄膏，山栀仁、绿豆粉各一两五钱，甘草六钱，共为末，听用，以生地黄一两五钱杵烂，和蜜一两五钱，盛薄瓦器内，在铜铫中隔水煮成膏，与稀糊相似，候冷，入前药末，同在钵中再研匀，丸如芡子大，每服一丸，麦门冬汤化服。

青蒿丸。见大治方内。

胎黄

小儿生下，遍身面目皆黄，状如金色，壮热，大便难通，小便如栀汁，乳食不思，啼哭不止，此胎黄之候，皆因母受湿热而传于胎也。

《子母秘录》，韭根捣汁，日滴鼻中，取黄水为效。

《肘后方》，杜赤豆、秫米、鸡屎白各二分，捣筛为末，分三服，黄汁当出。

《普济方》，青瓜蒌焙，研，每服一钱，水半盏，煎七分，卧时服，五更泻下黄物，立愈。

《正元广和方》，秦艽十二分，人乳半钟，水一盏，煎半盏，去滓，温服。按：秦艽宜酌减。

钱乙方。见胎热。

苏颂《图经》，土瓜根，生，捣汁三合，与服。

《总微论》，胡黄连、川黄连各五钱，为末，用黄瓜一个，去瓤留盖，入药在内合定，面裹煨热，去面，捣丸绿豆大，量儿强弱与之，温水下。

地黄汤，生地黄、赤芍药、天花粉、赤茯苓、川芎、当归、猪苓、泽泻、生甘草、茵陈各等分，水煎，子母俱服之。

胎肥、胎怯

儿生下，肌肉厚，遍身血红色，弥月后，渐渐羸瘦，目白睛粉红色，五心烦热，大便难，时时生涎，此胎肥症也。儿生下，面无精光，肌肉薄，大便白水，时时哽气多哕，目无神采，此胎怯也。古法两症皆用浴体法，以疏通腠理。

浴体法，天麻二钱，蝎尾去毒，朱砂，各五分，乌蛇肉酒浸，焙干为末，白矾，各三钱，麝香一字，青黛三钱，共研匀，每用三钱，水三碗，桃枝一握并叶五七枝，同煎至十沸，温热浴之，勿浴背。

赤游风

此症或受胎中热毒，或生后过于温暖，以致热毒外发，皮肤赤热而肿，色若涂丹，游走不定，行于遍身，故曰赤游风。发于头面四肢而内归心腹者，不治。

《证治准绳》十二件单方，水苔、生地黄、生菘菜即白菜也、莔蓳即乌头苗也、慎火草即景天也、浮萍、豆豉、大黄、栀子、黄芩、硝石、豆叶，以上十二味，得一味和水捣，贴之即瘥。

《简易备验方》治十种丹瘤，一治从顶头起肿，先用葱白，研，取自然汁涂之；二从头上红肿痛，用赤小豆末、鸡子清调抹；三从面起赤肿，用灶心土、鸡子清调搽；四从背起赤点，用桑白皮研末，羊脂调搽；五从两臂黄色，用柳木烧灰，水调敷；六从两胁虚肿，用生铁屑和猪粪调敷；七从脐上起黄肿，用槟榔为末，米醋调敷；八从两脚赤肿，用乳香末，羊脂调敷；九从两脚有赤白点，用猪槽下土，麻油调敷；十从阴上起黄肿，用屋漏处土，羊脂调敷。

《千金方》，取屋尘，和腊猪油敷之。

又方，用唾和胡粉，从外至内敷之。

又方，取煅铁屎研末，猪脂和敷之。

又方，用大豆煮汁涂之。

又方，治丹毒从两股走及阴头，用李根烧为末，以田中流水和涂之。

又方，水煎棘根洗之。

又方，治丹毒从髀起流下，阴头赤肿出血，用鲫鱼肉五合，赤小豆二合，捣均，入水和，敷之。

《卫生简易方》，取向阳燕窝土为末，鸡子白和敷。

陈氏《本草》，烧铁淬水，饮一合。

《子母秘录》，用蓝靛敷之。

《杨氏产乳方》治丹毒从两股两胁起，用景天草捣如泥，入珍珠末涂之，干即易。

《全幼心鉴》，绿豆五钱，大黄二钱，为末，用薄荷汁入蜜调敷。

又方，丹瘤初发，急以截风散截之，白芷、寒水石即石膏为末，生葱汁调敷。

谭氏方，胡荽汁涂之。

《广利方》，用马苋捣涂。

《简要方》，以生莱菔汁涂之，亦可灌服数匙，更以莱菔渣绢包，烘暖，熨之。

又方，以水芭蕉根捣汁，涂之。

《删繁方》以蛴螬虫，捣，涂之。

《奇方》，用灶马即俗呼樟木虫，在灶内寻出活的，去头，以白浆擦上，不过数次即愈。

《本草纲目》猪肉切片贴之。

《修真秘旨》，用蓖麻子五个，去皮，研，入面一匙，水调涂之。

《外科精义》，以木鳖子仁，研如泥，醋调敷之，一日三五次。

神功散方，用黄柏、生草乌各等分为末，以漱口水调敷，频以漱口水润之。

砭血法，口吮毒血，各聚一处，用细瓷器击碎，取锋芒者，将箸头擘开夹住，以线缚定，两指轻撮箸梢，令瓷锋对聚血处，再用箸一根频击，刺出毒血。砭后毒甚者，以神功散敷之，毒轻者，砭后不可用，恐皮肤既破，草乌能作痛也。如患在头者，不用砭法，只宜卧针倒挑患处，出毒血则愈，百日内者，忌砭血，以其肌肉难任也。

夜啼

其症有二，一曰脾寒，一曰心热。如面色青白，手腹俱冷，不欲吮乳，曲腰不伸者，脾寒也；面赤唇红，身腹俱热，小便不利，烦躁多啼者，心热也。分别治之。

《本草纲目》，灯花二三颗，灯心汤调，抹乳上，令儿吮之。

《简易方》，用灯草灰、辰砂末少许，涂乳，令儿吮之。

又方，灯花七枚，硼砂一字，辰砂少许，蜜调，涂儿唇上。

《全幼心鉴》，蝉脱十九个，去前截，用后截，为末，分四服，钩藤汤下，或薄荷汤下之。

涂乳方，真牛黄飞过，辰砂极细末，各半分，涂儿舌上。

《圣惠方》，以乳香一钱，灯花七枚，为末，每服半字，乳汁下。

又方，以猪矢烧灰，淋汁浴儿，并以少许服之。

《圣济总录》，刘寄奴二钱，地龙，炒，一条，甘草一寸，水煎服。

导赤散。见弄舌。

《生生编》，用青黛，量儿大小，研服之。

又方，用黑牵牛末一钱，水调，敷脐下。以上治心热方。

《总验方》，灶心土二两，研，鸡子一枚，和水调匀，涂儿五心及顶门。

《普济方》，以伏龙肝一钱，朱砂一钱，麝香少许，蜜丸绿豆大，每服五丸，桃符汤下。

又方，硫黄二钱半，铅丹二两，研匀，瓶固，煅过，埋地中七日取出，饭丸黍米大，每服二丸，冷水下。按：此方不可轻用。

《本草纲目》，取梳头垢少许服之。以上治脾寒方。

杨氏方，用淡豆豉、灶中土、蚯蚓粪，入醋杵捣，和丸如鸡卵大，摩儿顶心、囟门及手足心，并脐上下，各七次，擘开，有毛弃之。

《圣济总录》，以马蹄末，敷乳上饮之。

姚和仲方，取虎眼一只为散，以竹沥调少许，与服。以上通治寒热方。

《集简方》，取烧尸场上土，置枕边。

《圣惠方》，取明镜挂床脚下，毋令人知。

《拾遗》方，用井口边草，私着席下，勿令母知。

《生生编》，用本儿初穿毛衫，放瓶内，自不哭也。

《日华本草》，取鸡窠中草，安席下，勿令母知。

《本草纲目》，取猪颈下毛，绛囊盛，系儿背上。

《食疗本草》，取牛屎一块，安席下，勿令母知。

《经验方》，摺父之裤，与儿作枕。

又方，鸡屎涂儿脐中，男雄女雌。

又方，朱书田字于儿脐下。

又方，朱书甲寅二字贴床头。

又方，五倍子为末，津唾调，填脐内，书小儿父名贴之。

又方，仙人杖取三尺，安儿睡处，勿使人知，此杖即笋欲成时立死者。

又法，用纸写：天苍苍，地皇皇，我家有个夜啼郎。来往君子念一遍，小儿睡到大天光。书此贴此，总不要四眼见，须贴在大路旁人易见之处。

又法，用柴头一个，长四五寸，削平一面，朱砂写云：拨火杖，拨火杖，差来捉神将，捉着夜啼鬼，打死不要放，急急如律令。

以上压胜法。

鹅口

初生口内白屑满舌，拭去复生，重则满口白斑，时吐白沫，咽间叠叠肿起，难乳夜啼，心脾二经胎热上攻所致。

洗法，急以毛青布裹指头，蘸薄荷汁，或甘草、黄连各一钱煎汁，或新汲水，拭净白屑，如不脱，选方治之。

《集效方》，天南星醋调，敷脚心，干则润之，兼治重腭、重龈。

又方，吴茱萸末，米醋调，敷脚心。

《圣惠方》，以白及末，乳汁调，涂足心。

四宝丹，用雄黄三钱，硼砂一钱，甘草一钱，冰片二分半，研末，掺之，或用蜜水调，敷之。

青液散，青黛、朴硝各一钱，龙脑一字，硼砂少许，共研细末，鹅翎挑少许扫舌上。

《大全方》，用黄丹研细，竹沥调，涂口中，其白点即落。一日涂三四次，再用辰砂益元散，滑石六钱，甘草一钱，辰砂少许，灯心汤调下。

又方，用鹅粪泡汤，拭洗口内。

《子母秘录》，用桑白皮汁和胡粉敷之。

《活幼新书》，用鸡胫黄皮烧末，和水服之。

姚和仲方，以马牙硝擦舌上，日五度。

《普济方》，白枯矾一钱，朱砂二分，为末，以少许敷之，日三次。

又方，用赤小豆末，米醋和，涂之。

《圣惠方》，瓿带烧灰，敷舌下。兼治重舌。

《集简方》，以坯子胭脂，乳汁调，涂之，男用女乳，女用男乳。

《千金方》，柘根五斤，剉，水五升，煮三升，去渣，煎取五合，频涂之，无柘根，弓材亦可。兼治重舌。

《正传》方，白杨树枝，烧取沥，涂之。

《简易备验方》，白僵蚕，炒黄为末，蜜和敷之。

《永类钤方》，鹅口疮自内生出者可治，自外生入者不可治。用食草白鹅下清粪滤汁，入砂糖少许搽之，或用雄鹅粪，眠倒者烧灰，入麝香少许搽之。

悬痈

初生小儿，上腭肿起，或如芦箨盛水之状，或如紫李，坠下抵舌，名曰悬痈，胎中热毒也。急宜刺破痈头，令泄去青黄赤汁，再生再刺，刺破后以盐汤洗净，用药掺之。

一字散，用朱砂、硼砂各五分，龙脑、朴硝各一字，共研末，蜜调，搽口内。

《大全方》，食盐，煅，研，枯矾各等分，研细，水调，以箸头蘸点患处。

重腭

上腭层叠肿硬者，急宜长针刺之，甚则上腭成疮如黄粟，口中腥臭，皆脾经蕴热也。

《必效方》，先以蚌水，布蘸绞净，以一字散方见悬痈搽之。取蚌水法：将蚌洗净打碎，用湿棉布滤清水用之，不可用疏夏布，恐布孔疏，蚌中蚂蟥虫滤在水中也。此方通治口舌、咽喉诸热症，甚效。

天南星散，以天南星，生，去皮脐，研细末，用醋调涂，男左女右脚心，厚皮纸贴，如干，再用醋润之。

《圣惠方》，用蛇脱灰，醋调，敷之。

《集效方》敷法。见鹅口。

重龈

初生儿贴着齿龈有物胀起者是也。由脾胃蕴热所致，急以针刺去肿处恶血，以盐汤洗之，再生再刺，治参悬痈、重腭法。

钱氏方，人中白，煅，研末，擦之。

《备验方》，桑树上用斧斫二三下，少时其浆流出，取搽肿处。

《集要方》，白芷一钱，朱砂五分，研末，擦龈上。

《集效方》敷法。见鹅口。

牙关虫

初生儿吃乳不稳，壮热色赤，鼻孔黄，急看牙关，如有虫似蜗牛，又似黄头白蚌①螺，如法治之即瘥。

《证治准绳》方，用竹沥半合，和少许牛黄服，瘥。

又方，用猪肉拭口，其虫即去。

吐舌

吐舌者，伸长而收缓也，面赤烦啼，口渴尿赤，因心经有热也。

导赤散，木通五分、生地黄五钱、黄连三分、甘草梢五分、黑山栀一钱五分、淡竹叶一钱，灯心五十寸，煎服。

《大全方》，以牛黄少许涂舌上，即止，或点冰片少许，亦效。

《慎斋全书》方。见弄舌。

弄舌

舌如蛇舔，左右上下，伸缩动摇，谓之弄舌，因心脾有热，以致唇焦舌干，烦啼便秘也。

---

① 蚌：原作"蜂"，据校本改。

《慎斋全书》，用川黄连煎汤，细细与服，轻者灯心汤亦可。并治吐舌。

泻黄散，用藿香叶、山栀子、熟石膏、防风、生甘草、灯心，竹叶汤煎，或兼导赤散见吐舌，各半服。

重舌

心脾蕴热，则气血俱盛，肿附舌根，其状如舌下又有一小舌，故曰重舌也。当以针刺之出血，然后与药，用线针刺患上，向旁挑之，不可深刺正中主筋之上也。

《圣惠方》，元精石二两，牛黄、朱砂、冰片各一分，共研末，以针刺舌上去血，盐汤洗，掺末敷之。

又方，伏龙肝末，牛蒡子汁调涂之。

又方，皂角刺灰，入朴硝或脑子少许，洗口，掺入舌下，涎出自消。

又方，桑根白皮，取不入土者，捣汁饮之。

《千金方》，取釜下土，和苦酒，涂之。

又方，黄柏浸苦竹沥，点之。兼治木舌。

又方，衣鱼烧灰，敷舌上。

又方，取三家屠肉，切指大，摩舌上，儿立啼。

《子母秘录》，木兰皮即木兰树皮也一尺，广四寸，削去粗皮，入醋一升，渍汁，噙之。

又方，螲螂虫末，唾和敷舌上。

《简易济众方》，以乱发烧灰半钱，敷舌下。

《普济方》，以竹沥同芒硝点舌上。

《本草纲目》，半夏和醋煎洗之。木舌同治。

《圣惠方》《千金方》，俱见鹅口。

木舌

舌尖肿大，塞满口中，硬不能转动，故名木舌也。由心脾积热上冲而成，急刺之出血。若舌苔坚硬，药味不得入者，用竹刀轻轻刮去舌苔，拭净，然后用药。此症不可用手按之，按则舌根乃损，长成言语不正。

吹鼻法，舌肿满口，或吐出在外，难以纳药者，用僵蚕、牙皂，俱制过，为末，用少许吹鼻中，口自开，顽痰自出，用箸绕丝棉，蘸甘草汤润其舌，然后用药敷之。

《大生要旨》，用蓖麻子肉捣烂，以棉纸取油，将纸捻成条，点火吹灭，以烟熏之即消。若舌下有如蝼蛄，或如卧蚕者，急于肿处砭，去血，仍用釜底灰，以盐、醋调敷，或井水亦可，脱去再敷。

寒冰散，用生石膏、冰片少许共研末，敷舌上，如出血，石膏炒焦用。

《直指方》，以蜀葵花一钱，黄丹五分，共为末，敷之。

《本草纲目》，以半夏二十枚，水煮过，再泡片时，乘热以酒一升浸之，密封良久，热漱，冷即吐之。

《千金方》，舌长大塞口，取鲤鱼肉，切片，贴舌上。

又方，蛇脱烧灰，乳和，服少许。

《局方》，用蒲黄末频刷舌上，自消。

《大全方》，蜜炙黄连、白僵蚕各等分，共研末，掺舌上。

又方，生姜切片，蘸硼砂擦之。

又方，冬青叶煎浓汁浸之。

又方，百草霜、海盐各等分，研末，井华水调下。

《必效方》，皂矾不拘多少，新瓦上火煅变红色，放地上候冷，研细末，擦舌上。

《千金方》点法。见重舌。

膜舌

初生小儿有白膜裹舌或遍舌根，急以指甲刺破出血，否则其儿必哑。

姚和仲方，刮破舌膜令出血，即以烧白矾半绿豆许，敷之，若血出不止，烧发灰掺之，或同猪脂涂之。

含腮

小儿初生时，腮内如米豆大一小疮，次日渐大，蚀破腮颊，故名含腮。若不早治，破透难疗。

二金散，用鸡内金、郁金各等分，研细末，先用盐汤洗净，吹之。

疰腮

儿初生两腮肿硬有核，或在一边，名曰疰腮，因妊恣食厚味，或郁怒不解，以致郁热在内，儿受之以成此症，不治恐成腮痈。

敷疰腮法，桑柴灰少许，入雄鸡冠血三四滴，加盐卤一匙，和匀，频搽患处。

又方，皂角二两，去核，天南星二钱，生用，糯米一合，为细末，姜汁调敷。

又方，芙蓉叶不拘多少，捣，敷之，以帛扎定，一日一换。

神验方，以赤小豆为细末，新汲水调敷赤肿处，干则再敷。

《大全方》，大黄末加姜汁少许，敷之，空顶透气。

又方，霜后丝瓜，煅，存性，猪胆汁调敷。

又方，黄柏、铅粉各等分，研匀，凉水调敷。

又方，染坊靛花频敷之。

又方，肥皂同砂糖，捣，敷，纸盖，留顶出气。

又方，猪胆汁入生姜汁少许，和匀，磨陈京墨，敷之。

又方，扁柏叶捣汁，调蚯蚓泥搽上。

又方，用百合一两，大贝母、山芝麻根去皮，元明粉各一钱，银硃七分，白面少许，同捣敷。

螳螂子

《大生要旨》曰：迩年来，吴越间新产月内小儿，有口噤不乳，啼声难出，两腮肿硬，名谓螳螂子。熟谙稳婆，将利刃于口内两腮剖开，捡出坚光恶肉，形颇肖桑螵蛸，伤处据云搽以胎骨珍珠散，儿便能乳而愈。若割治少迟时刻，则肿延喉鼻，不可救矣。亦有不谙割坏者，余俱目睹。考之方书，从无此说，询之幼科专家，亦尽茫然。舍刀法竟无方药，不知病始何时，割自何人。因病可伤生，为害甚速，附识于此，以候知者。徐灵胎曰：自古无螳螂子之病，凡小儿蒸变之候，每有口内微肿恶乳之时，名曰妒乳，不治自愈。或不能坐视，以药涂口，亦易愈。近日滨海妖妇，造割螳螂子之法，以骗人取利，强者幸愈，弱者多死，受其害者甚多也。盖小儿两颊颐内，有内外皮两层，中空处有脂膜一块，人人皆然，割去复生，妖妇以此惑人，人见果有螳螂子者，遂相信不疑，死而不悔，深可怜悯。今为之大声疾呼，慎勿被其愚而受其害也。徐氏此说实为近理，阅《外科全生集》已有治法，依方施治，无不效者，乌用割焉，慎之戒之。

搽口方，青黛一钱，元明粉三钱，硼砂一钱，薄荷五分，冰片一分，共研细末，和匀，擦两颐内，日用四五次，立愈。

《全生集》，用生地黄五钱，大黄一钱，陈酒浸，取出共捣烂，涂儿足心，男左女右，用绢缚好，干即易，愈乃止。

烂眼

胎中蕴热，生后毒热上攻于目，以致痛痒难睁，胞边赤烂，此名烂眼。

《简易备验方》，小红枣七个，去核，入明矾装满，湿纸包裹，火煨，候矾化，去纸，同黄连一钱，水一钟，煎半钟，去渣，澄清，将薄棉纸浮药水上，取纸上清水洗目，每洗一次，必易一纸。

又方，杏仁三粒，去皮、尖，捣烂，加铜绿黄豆大一块，为末，和匀，将新青绢包此一味，用井水一酒盏浸片时，待水有绿色，不时洗眼，至一二日后自愈，须先用皮硝煎水洗过，再用此方洗之。

《卫生要诀》，用猪胆汁和盐，点之。

又方，桑叶纸卷，烧烟，熏鼻。

生地黄汤，烂眼、赤眼、血眼，皆宜服。见目不开。

赤眼

儿初生赤眼，此胎热也，或因洗浴不洁，秽汁浸眼眦中，至长不瘥，名胎赤眼。

《心鉴》方，胡黄连末，茶调，敷手足心。

真金散，黄连、黄柏、当归、赤芍、杏仁，用乳汁浸一宿，晒干，为极细末，用生地黄汁调，点之，更用荆芥煎汤温洗。

《普济方》，羊肝切薄片，井水浸，贴。

又方，小儿吐出蛔虫二条，瓷盖盛之，纸封口，埋湿地五日，出取化为水，瓷瓶收贮，每日用铜箸点之。

《圣济方》，铜绿一分，蜜半两，于蚌壳相和，每夜卧时水洗眼，炙热点之，能断根。

《古今录验方》，淡竹沥，点之，或入人乳，效。

《小品方》，人乳浸黄柏点之。

《济急仙方》，杏仁压油一合，食盐一钱，入石器中，以柳枝一握紧束，研至色黑，以熟艾一团，安碗内烧烘之，令气透火尽即成，每点少许入两眦，甚妙。

《本事方》，大黄、白矾各等分为末，同冷水调作罨子，贴眼立效。

血眼

初生艰难，血浸眦睫，遂溅渗其睛，以致瞳仁不见，或上下弦烂。

《全幼心鉴》，杏仁二枚，去皮尖，嚼，乳汁三五匙，入腻粉少许，蒸熟，绢包，频点，重者加黄连、朴硝。

《大全方》，治儿百日内乳嗽不愈，或眼白珠红赤如血，亦名血眼，当用生地、黑豆共研成膏，掩于眼上，则眶黑自消，血随泪出，自愈。

血泪

小儿双目流血，乃胎火胎热所致，宜凉肝导赤，兼与鲫鱼煨汤喂之，自效。

凉肝导赤汤，生地黄三钱，丹皮二钱，泽泻、赤茯苓、炒山栀、人中黄、赤芍、木通各一钱，灯心廿寸为引，水煎服。

《活幼新书》，儿目涩不开或出血者。方见目不开。

鼻塞、鼻干、鼻涕、鼻齆

小儿初生，忽然鼻塞，不能吮乳，开口呼吸者，或因乳母夜睡，鼻息吹儿囟门，或因风寒外入，停滞鼻间则成鼻塞，或火升热郁则成鼻干，或津液不收则多涕，浓涕结聚，则成鼻齆。

葱姜贴法，葱头七枚，生姜一片，共捣烂，摊纸上，置掌中合待温，贴于囟门，其邪即解，揭去后，仍用绢缎寸余，涂以面糊，仍贴囟门，永无伤风之患。

通关散，香附子、川芎、荆芥穗、细辛叶、猪牙皂角、僵蚕各等分，入葱白捣成膏，用红绵摊贴囟门。

葱涎膏，全葱研烂，将猪牙皂角为末，和匀成膏，贴囟门。

《得效方》，天南星炮为末，水调，点囟门，手熨之。

《圣惠方》，零陵香一两，羊髓三两，铫内慢火熬成膏，去滓，日摩背上三四次。

《外台秘要》，醍醐三合，木香、零陵香各四分，汤煎成膏，以涂囟上，并塞鼻中。

《大全方》，通草、北细辛各等分，研末，以棉裹药如枣核大，纳入鼻中，一日二次。以上治鼻塞。

《普济方》，治鼻干，用黄米粉、生矾各一两，每以一钱调，贴囟上，日二次。

又方，治鼻流浓涕，兼治鼻干。枯矾、血余灰等分为末，青鱼胆汁拌为饼，阴干，研细，吹鼻中。

《简易备验方》治鼻齆，瓜蒂、藜芦各一分，皂角半分，麝香少许，为细末，频吹之。

《圣惠方》治鼻齆有热者，龙脑半钱，瓜蒂十四个，赤小豆三十粒，黄连三大茎，去须，共研末，吹鼻中。

肤裂血出

或受胎热，或过温暖，内热外泄也。

《尊生书》，以唾津磨铁锈敷之，即止。

肚皮青黑

小儿百晬内，忽然肚皮青黑，乃气血失养，风寒乘之，危恶之候也。百晬外亦有此症。

《简易备验方》，以好烧酒和胡粉敷之。胡粉，即妇人搽面之铅粉也。

《保幼大全》，大青为末，纳口中，以无灰酒送下。

灸法，灸脐左右上下各半寸，并鸠尾骨一寸，凡五处各三壮。

遍身肿疱

小儿初生，遍身发疱如鱼胦，光如水晶，破则成水，流渗又生者，胎毒也。

《急救方》，密陀僧研末，掺压之，内服苏合丸。见大治方。

体如水晶

初生小儿胸腹忽然如水晶色，脏腑皆见，俗名蛤蟆瘟。

《大生要旨》熨法：取大蛤蟆六只，将四脚扎起，以蛤蟆肚皮在水晶色处抚摩多次，置儿脐上，再用第二只，如前法，更换六只，其病即痊。蛤蟆眼皮内有蟾酥，须防其迸出射人，以绢遮其眼额，用毕，将蛤蟆放野池边，不可害其生也。

遍体如鳞

芽儿皮肤如蛇皮鳞甲之状，由于气血否涩，亦曰胎垢，又曰蛇体。

《保幼大全》，用白僵蚕去丝嘴，为末，煎汤浴之，一如蛇脱。

肾缩入腹

一腊之内肾缩入腹，乃初生受寒所致。

《圣惠方》，用吴茱萸、硫黄各半两，同大蒜研，涂其腹，仍以蛇床子烟熏之。

阴囊肿坠

初生阴囊光肿，坠下不收，有皮溃而核欲坠者。

《小品》《必效方》，用紫苏为末，患处湿则干掺之，干则香油调涂之，神效。

大小便出血

儿生一腊，大小便出血，乃胎中受母蕴热之气所致。

《全幼心鉴》，生地黄汁五七匙，无灰酒半匙，蜜半匙和服。

《简易备验方》，生蒲黄、油头发烧灰，各一钱，为末，或生地黄汁，或米饮调服。

又方，治大便出血，鳖头一枚，炙令黄黑，为末，米饮下。

又方，治小便出血，小甘草一钱，炙黑，研末，生地黄汁调服之。

手拳不展

小儿所受肝气怯弱，致筋脉挛缩，两手伸展无力也。

薏苡丹，用薏苡仁汤浸去皮，研细，当归酒洗，焙，秦艽，防风，枣仁，炒，羌活各等分，共为细末，如龙眼大，每服一粒，以荆芥汤入麝香少许，化下。

《卫生要诀》，用急性子即凤仙子也。为末，酒煎洗一日，次日以当归、钩藤水煎洗，如法互易。

又方，用鸟雀爪烧灰，酒调搽手心。

脚拳不展 附足指向后

儿在胞，母脏腑有积冷，或为风邪所乘，生后气血未荣，故脚指拳缩不展，或因母娠时因病不能行步，日惟盘坐，子母一气相通，形随气化，故亦如是。

《必效方》，海桐皮、当归、人参、牛膝酒炒、牡丹皮、熟地黄、补骨脂、独活各等分，共为末，和匀，每服一钱，用葱白三寸、姜一片，煎汤调服。

《卫生要诀》，用牛膝三斤、黄酒十五斤，煎三炷香，日以酒洗足。

又方，用轿夫袜底烧灰，每日酒调服之。

《大生要旨》治足指向后，用软绵卷如棍子，扎儿膝后弯内，再用木瓜汤常常洗熨之，日久筋长舒展，则自能伸也。

胎毒

胎毒者，非寻常疮癣比也。父母杨梅蕴毒所遗，或房术热药所感，中于先天，有生之初，身现红点，或因热汤洗浴，烘熏衣物，外热触动，内毒暴发，忽然头面、腹背、手足等处斑烂脓血，最难救治。若早治得宜，可保十之三四，切勿惟从外治，致毒内攻，卒成不救也。

《外科正宗》治小儿受父母霉毒，赤剥斑烂，以土茯苓熬浓汁，调人中黄末，每日数次，共服钱许为妙。用后用《幼科良方》外搽法治之，宜早，迟则遍身皆疮，百不一治矣。

清凉膏。见初生无皮。

陈远公治法：小儿初生，或半岁，或一二岁，胎受恶毒，身发大疮，内治用金银花二两，生甘草、天花粉、黄柏、锦地罗各三钱，人参二钱，水煎服二剂；外治用蜗牛、生甘草、儿茶、樟脑、黄丹、水粉、枯矾各三钱，冰片、轻粉各一钱，地龙粪五钱，麝香三分，共为细末，麻油调敷。轻者单用煎方，重者内外合治，无不可救也。按：前方分两宜酌减。

《幼科良方》，内用真西黄三分，朱砂水飞，雄黄，各七分，乳香去油，没药去油，各五分，麝香一分，山慈菇一钱，共为末，蜜丸重三分，金银花汤每日调服一丸，取愈。外用搽方，白炉甘石煅过，淬入黄连汁内三次，童便内四次，一两，赤石脂煅，一两，紫甘蔗皮烧灰存性，儿茶，各五钱，黄柏，将猪胆汁涂炙七次，七钱，真绿豆粉炒，三钱，冰片五分，共研细，用麻油入鸡蛋黄一枚，煎黑，去滓，候冷，调搽取愈。

《大全方》，以鳖甲，煅，存性，研细，麻油调敷。

又方，儿茶五钱，焙，研，犍猪胆汁调匀，煎滚，冷定，将疮用甘草汤洗净，敷之。

《秘方》，鲜半边莲捣汁扫上，以渣煎汤洗之。

又方，以慎火草捣汁搽之。

胎疮

小儿胎疮，因娠妇饮食之毒，七情之火，儿受其气，发而为疮，或厴或片，头面、腹背、四肢，发无定所，虽较胎毒为轻，然乳母必当戒发物，当忌欲后乳子，不然非易言愈也。

汤氏方，春用柳条、荆芥，夏用枣叶、槐枝，秋冬用苦参，煎汤洗胎疮癣。

《尊生书》乳母服药方，苦参二钱，羌活八分，甘草四分，连翘、防风、荆芥、牛蒡子、金银花各一钱，共和水煎，服十剂。

《简易备验方》，生甘草、金银花各一两，真牛黄一钱，为末，每服二三分，乳汁调下。

《得效方》，黄芩、黄连、白矾，俱生用，雄黄，各五钱，松香二钱，为末，痒甚，加铜绿二钱，干掺患处，或用香油调敷之，疥疮宜加枯矾三钱。

《尊生书》，不拘何处，以桐油调胡粉涂之。

又方，用大黄八两，甘草四两，当归二两，朴硝二两，共煎浓汁，以青布作小衫二件，药汁煮，收入阴干，早晚换服，再煮，以愈为度。

《经验良方》治胎疮满头，用水边乌桕树根，晒，研，入雄黄末少许，香油调搽。

《外台秘要》，以葵根烧末，敷之。

《必效方》，松香二两，蛤粉五钱，青黛二钱半，为末，用柏烛油调敷，或干掺之，或加轻粉、枯矾各三钱。

胎癣

胎中受毒，落草受风，致生奶癣，或起眉端，或生头顶，延及遍身，早治易愈。

《保幼大全》，用藁本煎汤浴之，并以浣衣。又方，以僵蚕不拘多少，去嘴，研末，煎汤浴之。

《直指方》，以猪脂和轻粉，抹之。

《千金方》，蛇床子，杵末，和猪脂，涂之。

《圣惠方》，先以葱盐汤洗净，用桑木蛀屑，烧，存性，入轻粉等分，香油和，敷之。

《外台秘要》，用蟾酥烧灰，猪脂和，敷。

《儒门事亲》，用白胶香、黄柏、轻粉等分为末，羊骨髓和，敷。

《奇方纂类》，先用粗碗一只，以厚绵纸糊口，刺眼一二十，将细米糠一合，高堆在纸上，中开一窝，将炭火种放在内，燃着糠，候烧勿至纸，即去糠，取碗内烟油，用麻丝刮破癣，搽之。

文蛤散，治搔痒不绝者，用文蛤四两，轻粉五钱，点红川椒二两，先将文蛤打细块，锅内炒黄色，次下川椒同炒黑色，烟起为度，入罐内封口存性，次日入轻粉，研为细末，香油调搽。

乌云膏，用松香二两，硫黄一两，研匀，香油拌如糊，摊毛青布上半指厚，卷紧成条，用线密扎，再用香油泡一日，取出，刮去浮油，以火点着，一头朝下，用碗接之，布灰陆续剪去，将滴下油，浸冷水中一宿，出火毒，搽之。

红丝疮

红丝疮者，虽非丹胗，其毒实同，多生于两手中指上，男左女右，则尤甚也。其状但一水泡，清澄光莹，如小鸡头大，其底下溅溅然数十小针孔，不痒不痛，都无妨碍，边旁有一丝脉，如红丝，隐隐在皮里，其行甚速，循臂而上，过肘则危，至心则死。人多不知此病，芽儿患此害命，父母尚以为死于急惊，岂不冤哉？有此症者，急以针迎头挑断出血，病者知痛则可救，若挑至骨亦无生血者，不治。

《救急良方》，挑破出血后，或挖耳塞封之，或嚼白梅封之，或用葱白捣烂敷上，加棉纸覆之，或嚼浮萍草敷之，丝即不行而愈。

《圣惠方》，急就其泡上，灼艾数十壮，仍于丝上数处挑断，得生血乃生。

猴疳疮

猴疳者，状如圆癣，色红，从臀而起，渐及遍身，四围皮脱，中露赤肉，若猴之状，乃胎中毒邪，蓄于肾脏而发，不急治，必死。此症切忌洗浴，只用软绵帛蘸甘草汤揩净，用药。

《医通方》，大川连、生甘草各六分，乳香、没药并炙，雄黄水飞，各四分，青黛研净，朱砂水飞，各分半，西牛黄一分，各为细末，和匀，每服一分五厘，蜜调，灯心汤下，日三服，夜二服。外用净青黛二钱，黄柏微炒，闭口连翘炒黑，人中白火煅，醋淬，各一钱，土贝母去心，炒褐色，五钱，共为末，和匀，临用入西牛黄、冰片各五分，麻油调敷，神效。按：用蟹壳瓦上炙黑，橄榄核烧存性，等分，研末，加冰片少许，将甘草汤拭净，鸡子清调涂，屡试神效。

二粉散，绿豆粉一两，标朱一钱，冰片三分，轻粉一分五厘，共为细末，将金汁调，鹅毛蘸敷上，如无金汁，雪水亦可，或用灯心甘草汤亦可。

胎瘤

儿初生，头上胸乳间肿起，大如馒头，小如梅李，此胎中蕴热，更兼血淤凝滞而成，须候小儿满月以外，方可用针刺破，放出赤豆汁或脓汁，其肿即消。若满月后生者，必待脓鼓熟透再针，内服五福化毒丹。化毒丹方原本缺，今查《急验良方》补后大治方末。

背窬 ①

小儿初生，背上有大孔窬一二个，其内有膜，完护脏腑者得生，如无膜，露见脏腑者即死无救。如有膜者，以补中益气汤与产母服之，儿自能长完。

补中益气汤，用人参、黄芪各八分，白术、甘草、陈皮各五分，升麻、柴胡各三分，当归五分，水煎服。

淹尻疮

初生小儿手足、颐下、颊肢窝、腿丫内，湿热之气蕴积，淹烂成疮，此乃乳母看顾不周所致，不可用他药，只用伏龙肝一味，不拘多少，研细，干掺，以纸隔之。

---

① 窬（yú 鱼）：郭璞：窬，门旁小窦也。是则于门旁穿壁。

大治方

青蒿丸，治小儿百病。白露节前取青蒿茎内青虫七条，飞净朱砂一钱，轻粉五分，研不见星，同虫研极烂，丸如黍米大，每服七丸，百晬以外服十四丸，将人乳研开，涂儿口中，与乳过下。

紫霜丸，代赭石一两，火煅，醋淬三五次，研细末，赤石脂一两，杏仁六十粒，去皮尖，研，巴豆三十粒，去油膜，共为末，饭丸如麻子大，日服三丸，开水下。

黑白散，黑丑、白丑，俱半生半炒，大黄、槟榔、陈皮各五钱，甘草三钱，元明粉二钱，除槟榔不见火，余五味焙，研细，合槟榔末、元明粉和匀，每服五分，蜜汤调服。

苏合香丸，苏合香油五钱，入安息香内，安息香一两，另为末，用无灰酒半斤熬膏，白檀香、青木香、丁香、沉香、荜茇、香附子、诃子煨取肉、乌犀尖镑、朱砂，各一两，熏陆香、片脑各五钱，麝香七钱半，上为末，入安息香膏，炼蜜和剂，如芡实大，用开水下。

琥珀抱龙丸，真琥珀、天竺黄、檀香细剉，人参、白茯苓各一两，粉草三两去节，枳壳、枳实麸炒，各一两，朱砂五钱，飞，陈胆星一两，山药一斤，金箔半①片，研极细，新汲水为丸，朱砂为衣，梧子大，每服一丸，薄荷汤下。

五福化毒丹，犀角三钱，桔梗一两，赤茯苓五钱，牛蒡子炒五钱，生地五钱，生甘草三钱，朴硝三钱，连翘六钱，元参

---

① 半：原作"百"，据校本改。

六钱，青黛二钱，蜜丸龙眼大，每丸重一钱，薄荷汤下。并治小儿蕴积热毒，头面生疮，牙根出血，咽喉肿痛等症。此方原缺，今据王刻《急验良方》抄补。又《东医宝鉴》亦有五福化毒丹，方用元参一两，治热疳多生疮疖，及痘疮余毒，口齿出涎血臭绿，或雀目夜不见物，当是别为一方，但名偶同耳。

保婴易知录卷之下终

补　编

小儿杂症，病机纷如，非若初生胎疾，禀母气之偏者居多，尚易捉摸也。然其致病之由不外乎风、寒、暑、湿、燥、火、食、痰，治以疏解通利，轻症易痊，兹选平稳简易之方，以治初起之候，至于病深传变，虽国工尚难之，非病家所能择方图治也，故不详其说，至疮疡之治，亦具其大略而已。

杂症类

风寒

开关散，治客邪初感，鼻塞垂涕，喷嚏不爽，用连须葱白头七枚，生姜一块，猪角皂末少许，共捣烂，摊纸上，置掌中合温，贴于囟门，其邪即解。

《直指方》治发热，不拘风寒、饮食、时行痘疹，并宜用之。以葱涎入香油内，手指蘸油摩擦小儿五心、头面、顶背、四肢诸处，最能解毒凉肌。

景岳方，治外感症，兼伤乳食，胸腹胀满作痛，以连须葱白头、老生姜各四两，生萝卜八两如无，以萝卜子四两代之，三味共捣烂，炒热，用布作两包，轮换罩熨胸腹痛处，久之，无不豁然自开，汗出而愈，如数次炒干，则以酒润之，但不宜太热，恐烙伤皮肤也。

《普济方》治感冒风寒，用紫苏半斤煎浓汤，将长大手巾摺数层，蘸透略绞干，乘热摊胸前至肚上及脐下，用手在巾上旋摩，冷则再换数次，得汗则外邪尽解，且暖气透腹，或有积滞，亦自下矣。

解表通治方，豆豉二钱，制半夏、陈皮各一钱，茯苓一钱，甘草二分，连须葱白三茎，生姜三片，水煎服。如无汗，加羌活、防风各一钱；烦渴，加葛根一钱，灯心三十寸，天花粉二钱；恶寒，加桂枝三分；头痛，加川芎、白芷各五分；咳嗽，加杏仁、枳壳各一钱；痰多，加竹茹一钱，枳实五分；喘逆，加莱菔子、金沸草各一钱；伤乳食，加乳炒大麦芽、神曲各二钱；呕吐，加藿香、砂仁各一钱，灶心土二钱；泄泻，加苍术一钱，煨木香五分，焦神曲二钱；腹痛，加木香、赤芍、延胡各一钱；兼惊，加钩藤钩三钱，薄荷叶五分，石菖蒲五分；疟疾，加柴胡，寒重，桂枝四分，热重，黄芩一钱，或桂枝、黄芩并用以和之。

参苏饮，治非时感冒之兼虚象者，惊风痰热，嗽喘气逆，脾胃不和，用人参、紫苏、前胡、葛根、半夏、赤茯苓各二钱，枳壳炒、陈皮、桔梗、甘草各一钱，木香五分，加姜一片，水煎服，此扶正散邪，总司内外之良方也。

加味金沸草汤，治风寒咳嗽，发热无汗，头痛鼻塞，痰鸣气逆等症。用前胡、荆芥、旋覆花绢包，各一钱，橘红五分，制半夏、杏仁各一钱半，枳壳八分，紫苏一钱，桑白皮一钱半，加姜一片，葱二枝，水煎服。

五虎汤，治哮喘热为寒包之症，用麻黄七分，杏仁一钱，甘草四分，细辛二分，石膏二钱，引加细茶八分，和水煎服，此初感之表剂也。

暑湿

香薷饮，治伤暑郁热，或吐或泻，皆治之。用香薷二钱，白扁豆一钱，厚朴，姜汁炒，一钱。如热盛，则去扁豆，加黄连酒炒五分；如小便不利，加茯苓二钱；如有搐搦，加羌活一钱，钩藤三钱。

六一散，治伤暑湿蒸，小便不利，用飞滑石三钱，甘草五分，辰砂，飞，五分，共研细末，清水调服，欲发汗，加薄荷一钱，豆豉三钱，葱头三枚，煎汤服。

藿香正气散，治霍乱吐泻，心腹绞痛，及四时一切不正之气。用广藿香一钱五分，木瓜、厚朴姜炒、木香、陈皮、半夏制、茯苓、桔梗、苍术米泔炒、苏叶自汗多者去之，各一钱，炙甘草呕吐者去之，加生姜一片，大枣二枚，水煎服。

消暑丸，治上吐下泻，卒然昏迷，表不发热，制半夏醋煮，二两，茯苓一两，生甘草五钱，共为细末，生姜自然汁和丸，每服二钱，沸汤送下。

清热渗湿方，治湿热发黄兼头胀，舌白带黄，渴不欲饮，或腹膨，或便溏溺赤，或面目遍身发黄，用苍术一钱五分，米泔浸，炒，厚朴一钱，姜汁炒，茯苓二钱，泽泻、黑山栀各一钱，生苡仁三钱，甘草二分，茵陈二钱，发黄者加入此味。芦根汤煎服，如症重，量加酒炒大黄一钱。

燥火

益阴煎，治积热伤阴，面尘口渴，舌绛唇干，目昧，皮肤皴揭，筋挛爪枯，或嗽，或便秘溺黄，凡燥胜则干之症，用白沙参、生地、麦冬去心，各一钱，阿胶一钱，石斛、胡麻仁各三钱，茯苓、贝母、冬桑叶，蜜水拌，各三钱半，生甘草、薄荷叶各五分，加淡竹叶廿张，水煎服。

加味导赤散，治心火蒸热有汗，口渴舌红，烦躁惊搐，小便短赤，用细生地三钱，木通五分，甘草梢三分，赤茯苓、黑山栀各一钱，淡竹叶廿张，灯心百寸，水煎服。如火甚者，加犀角一钱；兼肝火者，目直视，烦闷，手寻衣领，或乱捻物，加黄连三分，薄荷五分，钩藤钩三钱；兼脾火者，唇口干焦，加黄芩、天花粉各一钱半，芦根一两，捣汁；兼肺火者，手抓眉目鼻面，或痰喘气逆，加桔梗、枳壳、桑白皮、牛胆制南星各一钱；兼肾火者，足心热，火起涌泉之下，加黄柏、知母各一钱，肉桂三分。

痰食

加减二陈汤，治痰壅气塞，呀呷作声，用制半夏、茯苓各二钱，陈皮去白，一钱，甘草三分，生姜一小块，水煎服。如白痰，加苍术，米泔浸，炒，一钱；黄痰，去半夏，加酒炒黄芩一钱，贝母一钱五分；发热头痛，鼻塞，加前胡、苏叶、杏仁去皮尖，各一钱；气喘，加枳实麸炒、甜葶苈隔纸炒，各一钱；惊搐，加白僵蚕，去丝嘴，酒洗，炒，天麻煨，黑山栀各一钱，薄荷叶五分。

《保婴备要》治伤乳，用陈红曲一钱半，砂仁五分，姜一片，水煎服，必节其乳乃效。

《一得方》治一切伤食，将所食物原烧灰，加鸡内金炙灰，磨枳实汁调服即瘥。治伤诸肉食及生鱼脍，用草果，面包煨，五分，焦山楂肉一钱五分，研末，姜汤调服。伤面筋粽子等物，诸药不能消化，用本物拌绿矾烧灰，砂糖酒下。伤糯米粉食，用炒酒药或酒曲三钱，砂糖姜汤下。伤食索粉片，用紫苏煎浓汤，加杏仁泥服之。伤面食、伤豆腐，俱用生莱菔煎汤饮之，如无莱菔，以莱菔子煎汤亦效。伤果子、生菜、冷物，用木香、砂仁各一钱，炮姜、肉桂各三分，麝香少许，共研末，饭和，杵作丸，炒山楂煎汤下。伤蟹腹痛者，用苏叶一钱，生姜一块，煎汤服，加丁香汁少许，尤效。伤食蛋满闷者，生姜、大蒜泥共捣汁，频咽之。伤狗肉，用杏仁四两，去皮、尖，和沸汤捣烂，绞汁服之，二次必解，或以芦根水煮汁饮之，亦效。

橘半枳术汤，治食滞胸满，恶心，噫气吞酸，或吐或泻，肠鸣腹胀，腹痛，用枳实麸炒，一钱，白术土炒，二钱，橘皮一钱，制半夏一钱。如寒症面㿠白，舌苔白腻，口吐清水，出物不化，手足冷，得热则腹痛稍解者，加干姜、炙甘草各五分；如热症面赤，唇干口渴，舌苔黄，出物酸臭者，加姜汁、炒黄连七分；如腹痛甚者，加广木香一钱；腹胀，加大腹皮一钱，茯苓二钱；如呕吐者，加藿香、砂仁各一钱；如泄泻者，加茯苓、猪苓、泽泻；夏月伤暑吐泻者，六一散三钱。

《小品奇方》治溺如米泔，以作酒曲炒为末，酒调下，或将粪蛆洗净，炙灰，米饮下。

《经验方》治小儿吃土，用轻粉一钱，砂糖和丸麻子大，空心米饮下三丸，良久泄出泥土，瘥。又《救急方》，用干黄土一块研细，浓煎黄连汁，和土晒干，与服。

《保幼大全》治食土及一切生物，以绿矾为末，猪胆汁丸如豆大，米饮下七丸。

《大生要旨》治小儿喜吃茶叶、生米，以苍术米泔浸，炒，山栀炒，各等分为末，蒸饼为丸，米饮下三十丸。

《慎斋全书》治儿喜吃泥土、瓦炭、茶米等物，用诃子肉二两，白术、使君子肉炒，各一两，甘草五钱，麦芽炒，八钱，共研细末，将二钱同儿所喜食之物研末和匀，洋糖和服。

肥儿丸，治食积五疳，头顶结核，臂瘦发稀，发热作渴，口疳目翳，小便①色白，腹大青筋等症。白术三两，将术一两，煎汁，收入晒干，同黄土炒，使君子肉炒，神曲炒，麦芽炒，山楂肉炒，山药炒，莲肉炒，归身酒炒，各二两，青皮，肉豆蔻，面包煨，炒，黄连，姜汁浸，炒黑色，各一两，共为末，蒸饼调糊，稍加炼蜜为丸，木香一两，不见火，研末为衣，如麻子大，每服二钱，空心米饮下。如蒸热腹胀，痛无定时，面时红时白，口馋，吐清水，为脾积化虫，加干蟾，煅，存性，五枚，胡黄连、白雷丸、白芜荑仁各一两，名疳热肥儿丸。

疳积方，治疳积已成，百药不效，服此方甚验。用赤石脂、海螵蛸、石决明、牡蛎、滑石各一两八钱，黄丹一两二钱，朱砂四钱，各味为末，水飞，晒干，逐一秤准，和匀，每服三分，用犍猪肝五钱，竹刀劈开，掺药在内，用米泔水煮熟，食肝饮汤。

保和丸，健运水谷，用白术、山楂炒，各二两，神曲炒、

---

① 便：原作"儿"，据校本改。

半夏制、茯苓、橘皮、麦芽炒，各一两，连翘壳、莱菔子炒，各五钱，共为末，米饮为丸，开水下二三钱。

八珍粉，调理脾胃，用苡仁粉、白扁豆、莲肉、芡实、茯苓、怀山药，皆炒，各二两，砂仁炒，四钱，加香稻米炒黄，磨粉，一斤，白糖水和，或刻作糕，烘脆，或调作糊与服，俱可。

疮疡类

白秃疮，头生白痂，痒甚不痛，延久发落，即成秃疮，初起宜肥油膏擦之，用番木鳖六钱，当归、藜芦各五钱，黄柏、苦参、杏仁、狼毒、白附子各三钱，鲤鱼胆十枚，用香油十两，将前药入油内熬至黑黄色，去渣，加黄蜡一两二钱，溶化尽，用布滤过，罐收，每用少许，用蓝布裹于手指，蘸油擦疮，久用必效。如已成秃疮者，先宜艾叶、鸽粪煎汤，洗净疮痂，再用猪肉汤洗之，随以踯躅花油，涂以杀虫。方用踯躅花根四两，捣烂，用菜油一碗，煤枯，去渣，加黄蜡少许，布滤，候冷，青布蘸擦，日用三次，毡帽戴之，勿令见风。

蟮拱头，一名蝼蛄疖，生于头上，未破如曲蟮拱头，破后如蝼蛄串穴，疮口虽敛，越时又发，三五相联，缠绵难敛。治法先以花椒水洗净脓，将疮四脚串空之皮剪通，使脓无藏处，再将密陀僧四两，胞衣瓶内陈石灰二两，研为细末，陈香油调敷于疮上，不可空缺，以厚为妙，护以棉纸，着肉紧贴，不可揭动，听其自干自落即愈。

恋眉疮，生于两眉之间，如疥如疮，以**青金散**治之，松香二两，蛤粉五钱，青黛二钱五分，为末，柏油调搽，或干掺之，或加轻粉、枯矾各三钱，治胎毒疥癞甚效。如疮退眉毛不生者，以黑驴屎烧，研，香油涂之，立效。

翻皮疮，眼皮外翻，如以舌舐唇之状，治法以熟石膏、栀子仁各二钱，生甘草六钱，防风酒拌，微炒，四钱，豨莶草酒蒸，晒干，八钱，共为细末，将二钱滚水调服，以二钱煎汤洗疮。

旋耳疮，生于耳后缝间，延及耳摺上下，如刀裂之状，色红，时津黄水，此疮月盈则盛，月亏则衰，是以又名月蚀疮，以**穿粉散**搽之即愈。方用轻粉研，隔纸微炒，穿山甲炙，铅粉，黄丹水飞过，各三钱，共研细，香油调敷。又方，以蚯蚓粪烧，研，猪油和敷之。

耳疳，耳内闷肿出脓，以**滴耳油**治之。方用核桃仁研烂，拧油去滓，得油一钱，入冰片二分，每用少许滴耳内。一方，用黄连蜜炙，儿茶、枯白矾各一钱，胭脂，煅，存性，一钱，青黛五分，轻粉、冰片、麝香各少许，研匀，先用棉杖搅去脓水，另以柳杖蘸药掺入耳底。

鼻䘌疮，生于鼻下两旁，色紫斑斓，脓汁浸淫，痒而不痛，宜搽**青蛤散**。方用蛤粉煅，五钱，青黛一钱半，熟石膏五钱，轻粉、黄柏各二钱半，共研末，先用香油调成块，次加凉水调稀，薄涂疮处。

唇肿，以鸡心槟榔一个，炙，存性，研末，加冰片少许，香油调敷即愈。

口糜，满口糜烂，色红作痛，甚则腮舌俱肿，联及咽喉，不能饮食，宜治以**赴筵散**。方用黄芩、黄连、生栀子、干姜、黄柏、细辛各等分，共研细末，每用少许，搽于患处。

走马牙疳，此症多由癣疾积火，疹痘余毒上攻，最为迅速，牙根作烂，随变黑腐，臭秽难闻，先用韭根、松萝茶各二钱，煎成浓汁，乘热以鸡翎蘸洗患处，去净腐肉，再以**溺白散**敷之，方用溺垢，即妇人屎桶中白碱，火煅，五钱，白霜梅烧存性，白枯矾各二钱，共研细末，日敷三次，再以**青莲膏**贴之，方用青黛二钱，乳香、轻粉各一钱，白矾一分，共为细末，香油调和，薄摊纸上，用锤槌打结实，阴干，每于卧时用泔水洗净拭干，随疮大小煎膏药贴之，至晓揭去，再以泔水洗净吐之，至晚再贴。又方，珍珠、牛黄各五分，冰片八分，广木香一钱二分，铜绿二钱五分，人中白三钱，煅，穿肠骨一钱，煅，即狗屎中未化骨，于白色屎内寻之即得，金枣矾一枚，用红枣一个，去核，以红矾黄豆大一粒，入枣内，湿纸重重包裹，慢火上煅至烟尽，共药八味，各研细末，秤准和匀，先用防风二钱，马兜铃三钱，甘草一钱，煎汤洗患处，以毛青布拭净毒血，用药一分，磨陈京墨调药搽之，大有神功。

齿䘌，齿内生虫，齿根胀痛腐烂，时出脓水，用雀麦连梃一把，苦瓠叶三十片，洗净，将麦梃剪长二寸，以瓠叶裹作五包，广一寸，厚五分，三年陈醋渍之，至日中时以两包火中炮炙令热，纳口中熨齿外，冷更易之，取包置水中视之，即有虫长三分，老者黄色，新者白色，其效如神。

钻牙疳，牙根肉内钻出骨尖如刺，疼痛异常，法用铍针，就患处刺开好肉，连牙齐根取出，若血出不止，以浸冷湿纸换贴，以一字散搽之，牙即重生。方见悬痈。

舌疮，舌上生疮，饮乳不得，以野蔷薇根剉碎，每用三钱煎汤，去滓，乘热频频洗之。又《千金方》，以蜂房烧灰，屋间尘各等分，和匀敷之。又方，以桑白汁涂乳，与儿饮之。又方，以乌贼鱼骨去壳，烧，研末，生鸡子黄和涂之。

承浆疮，生于唇下，成小片赤烂，轻者用甑盖上炊流汁涂之，重者以**青蛤散**涂之，方见前鼻䘌，两口角之生疮治法同。

燕窝疮，生于下颏，俗名羊胡子疮，初生小者如粟，大者如豆，色红，热痒微痛，治以**碧玉散**搽之，方用黄柏末、红枣肉烧灰存性，各五钱，研细末，香油调敷患处。又方，用鼠屎研末，香油调搽。

痰核疮，生于颈项，顽核不消，累累如贯珠，此症有落草时已患者，用赤小豆、猪牙皂荚、硝石、黄药、木鳖子各半两，为末，鸡子清调敷患处，久之核消。

丹毒，头面及身皮肤忽生火丹，发起赤肿而晕，有小碎疮生红晕上，疮初发如钱，渐渐晕开，良久遍身，入口耳，到脏腑即不救，此证可畏，速治之。大甘草一两，拍破，入水一盏，煎汤，温温令乳母口呷含漱，徐徐吐淋病处，以手掌与揩，不得犯指甲，仍与儿甘草汤吃，毒即不晕开，良久即淋三度，立瘥。以下十二症发无定处。

天泡疮，状如水泡，以**黄金散**敷之，方用黄柏、飞滑石、甘草研末，挑去泡中之水，掺之。或以香油调敷，以**龙蚕散**治之亦效。方见痦瘰。

黄水疮，初如粟米，痒而兼痛，破流黄水，浸淫成片，随处可生，热甚，用**青蛤散**敷之，方见鼻䘌。湿甚，用**碧玉散**敷之，方见燕窝疮。或以乌云膏通治，亦甚效。方见胎癣。

浸淫疮，初出甚小，后有浓汁，浸淫不已，渐大绵延，多生于面部，亦有延及遍身者，方用薏仁米一两，黄丹六钱，黄柏四钱，吴萸二钱，湿则掺之，干则香油调敷，此方治一切疥癞肥水疮，极效。又方，用鲫鱼一尾，长二三寸者，豆豉一合，研末，和杵如膏，涂之。又方，伏龙肝末一钱，乱发烧灰一钱，为末，猪脂和涂之。

黄烂疮，其疮初生如麻子，须臾疱浆出脓，烂如汤火所伤，用黄连末、胡粉各一两，研匀，香油调敷之。又方，桃仁去皮，研细，以香油涂之。

疥疮，凡疥疮先从手丫生起，绕遍周身，有干湿二种，其瘙痒皮枯而起白屑者，曰干疥，痒痛相兼而含脓水者，曰湿疥。治干疥以**绣球丸**，方用川椒、轻粉、樟脑、雄黄、枯白矾、水银各二钱，共研末，大风子肉一百枚，和末碾匀，加柏油一两，和捣作丸，以二掌合搓如圆眼大，先以鼻闻，次擦患处。治湿疥以**臭灵丹**，方用硫黄末、油核桃、生猪脂油各一两，水银二钱，同捣至水银不见星，成膏，擦患处，此方并治脓窝疮。一方，用白芷、苍术各二钱，当归、荆芥、金银花各五分，桑枝、柳枝、槐枝各一两，全葱十茎，煎汤，乘热先熏后洗，三五次甚效。

痦瘰，俗名鬼饭疙瘩，初起皮肤作痒，次发遍疙瘩，形如豆瓣，堆累成片，用**龙蚕散**治之，方用晚蚕沙一两，薄荷叶二钱，研末和匀，香油调涂之。

葡萄疫，偏①身结成大小青紫斑点，色状若葡萄，惟腿胫居多，甚则邪攻牙龈，腐臭出血，形类牙疳，而青紫斑点其色反退，宜内服**羚羊角散**，方用羚羊角，镑，麦冬、黄芩、知母、牛蒡子、防风、元参各八分，生甘草二分，淡竹叶十片，水煎服，外用**韭疳散**，方用冰片四分，人中白煅去臭气存性，五倍子炒茶褐色存性，各一两，共研末，先用米泔水洗口，后搽之。

---

① 偏：通"遍"。

手搔成疮，用炉甘石，煅，存性，去火气，加冰片少许，研细，猪板油蒸化，调敷之。

痱子，生于暑月，绿豆粉、飞滑石等分，加轻粉少许，研细，以旧棉蘸药扑之。

暑疖，或不避烈日，或藏头乳母怀中睡觉，受热气熏蒸，致成暑疖。方用蜗牛，即硬壳蜒蚰，同银硃捣烂，捏作锭子，阴干，暑月热疖初起，水磨，将笔圈涂四围即消。又方，黄梅水时，取新出蛤蟆黑而细者，置瓶内，木盖口，蜡封，埋地下，久化成水，取出，蘸搽之，立效。

冻疮死血，用雄野鸡脑子同白蜡研捣如泥，入陈香油调如稀糊，隔水炖热，用毛青布乘热蘸涂疮上，冷则再涂，常令温润，无不效者。又方，于六月初六、十六、廿六等日，用独头蒜杵烂，日中晒热，涂于发过冻疮之处，即于日中晒干，忌患处着水，依法涂三次，永不再发。

阴肿，凡阴囊肿大，或痛或不痛，或二子入腹，或二便不利，以**立消散**敷之，方用赤小豆、风化硝、赤芍、枳壳、商陆，各五钱，俱不宜见火，晒干，研末，用侧柏煎汤，调敷患处。

阴疮，治阴囊生疮肿痛，水出不瘥，用蜡茶煎方，蜡茶、五倍子各五钱，腻粉少许，共为末，先用葱椒汤洗，后用香油调敷。又《小品》《必效方》，见胎症阴囊肿坠。

肛门作痒，此虫蚀也，视其下唇内必生小白疮，或耳前后结小核如串珠者即是也，用雄黄、铜绿等分为末，撒之即效。

铁针误入咽喉，用癞蛤蟆数个，将头剁去，倒垂流血，以碗接之，得杯许，灌入喉中，移时连针吐出，针自软曲。一方，用筻篱，煅，存性，研末，每服三钱，黄酒调服，亦能化针，或用饴糖一斤，食尽便出。

误吞诸物，如吞铜物，多吃荸荠，能软铜从大便出；若误吞铁物，用活磁石一钱，朴硝二钱，并研末，以热猪油同炼蜜调药末咽下，必从大便出。凡硬物入腹肠中，不能转送，多食青菜、猪油，自然与粪同出，甚效。

骨鲠咽喉，凡误吞鱼骨者，用河中养蓄活鸭倒挂垂涎，以碗接之，令患人仰卧灌下，其骨尽化，误吞禽兽骨者，用狗一只倒挂取涎，如前法灌之，甚效。

竹木刺入肉，浅者以针拨出，或深者，或系铁针硬物，捣蝼蛄涂之，少时即出。

汤火伤，凡汤烫火烧，皮肤痛甚，外起燎疱，即将疱挑破泄毒。初伤用冷烧酒一杯于无意中望患者胸前一泼，彼吃一惊，其气必一吸一呵，则内之热毒随呵而出矣，再频以童便灌之。外用**清凉膏**涂之方见初生无皮，解毒止痛，不致臭烂，次以**罂粟膏**涂之，方以罂粟十五朵，如无花，以壳代之，将香油四两，煠枯，滤净，入白蜡三钱，溶化尽，倾入盏中，待将凝之时，下轻粉二钱，搅匀，俟冷，用抿簪脚挑膏，手心中捺化，搽于伤处，棉纸盖之，日换二次，其痛自止，次日用软帛挹净腐皮，再搽之。如生脓，以**黄连膏**贴之则收敛，方用黄连三钱，当归尾五钱，生地一两，黄柏三钱，姜黄三钱，香油十二两，将药煠枯，捞去渣，下黄蜡四两，溶化尽，用夏布将油滤净，倾入瓷碗内，以柳枝不时搅之，俟凝为度。又方，汤火伤，以狗油涂之。又方，以蚯蚓粪煅红为末，鸡子青调敷。又方，以青苔晒干，研末，香油调涂之。此症初终禁用冷水井泥浸渍伤处，恐毒闭于内，寒滞于内，致成不救也。

眯目，误触诸物入眼，粘贴不出，眼皮疼痛难开，急磨京墨涂于眼内，闭少刻，翻转眼皮，以骨簪挑去即愈。一方，以手爪抓下头发中垢腻，点入目中，物即出。若飞丝入目，细刮人指甲和末，以口水点入，立效。一方，以石菖蒲捶碎，左目塞右鼻，右目塞左鼻，或姜汁，或桑树白汁皆可点之。若烟渣入目，须将乱头发或棕缨缓缓揉之，不可汤洗。麦芒入目，以大麦煎汤，洗之即出。

跌坠伤，以全葱、全当归酒润，同捣烂，敷伤处。一方，用生栀子同飞罗面捣涂之，以布缠裹，拔出青毒即消。一方，以净黄土一块，将人尿浸拌，炒热，绢包熨之，以久熨为妙。

附：

保命丹，锡吝脂一作悉蔺脂乃波斯国银铈也一两，水淘黑汁令尽，水银一分，以少枣肉研不见星，牛黄五厘，麝香五厘，研匀，粳米饭丸黍米大，每服三十二丸，新汲水下。此方原缺，从《普济方》抄补。

又方，治急慢惊风尚有阳证者，常服安神化痰，全蝎十四个，防风，南星，蝉蜕，白僵蚕，天麻，琥珀各二钱，白附子，辰砂各一钱，麝香五分，有热加牛黄、片脑各五分，上为末，粳米饭捣丸，皂子大，金箔为衣，乳汁或薄荷汤化下一丸。此方从《东医宝鉴》抄录补参。

补编终

《保婴易知录》方名索引

（按笔画排序）